RECHERCHES HISTORIQUES ET CRITIQUES

SUR LES

CHANGEMENTS DE VOLUME

DES ORGANES PÉRIPHÉRIQUES

DANS LEURS RAPPORTS AVEC LA CIRCULATION DU SANG

Paris. — Imp. E. CAPIOMONT et V. RENAULT, rue des Poitevins, 6

RECHERCHES HISTORIQUES ET CRITIQUES

SUR LES

CHANGEMENTS DE VOLUME

DES ORGANES PÉRIPHÉRIQUES

DANS LEURS RAPPORTS AVEC LA CIRCULATION DU SANG

APPLICATIONS MÉDICALES ET CHIRURGICALES

PAR

Charles-Denis SUC

DOCTEUR EN MÉDECINE DE LA FACULTÉ DE PARIS
ANCIEN EXTERNE DES HOPITAUX DE PARIS

PARIS

LIBRAIRIE F. SAVY

77, BOULEVARD SAINT-GERMAIN, 77

1878

A M. LE PROFESSEUR MAREY

RECHERCHES HISTORIQUES ET CRITIQUES

SUR

LES CHANGEMENTS DE VOLUME

DES ORGANES PÉRIPHÉRIQUES

DANS LEURS RAPPORTS AVEC LA CIRCULATION DU SANG

APPLICATIONS MÉDICALES ET CHIRURGICALES

INTRODUCTION

Les travaux récents de Mosso et de François-Franck ont attiré l'attention des physiologistes et des cliniciens sur l'exploration des changements de volume des organes dans leurs rapports avec la circulation du sang.

Ces deux auteurs ont, chacun de leur côté, étudié les variations de la circulation périphérique à l'aide d'appareils différents : l'un, celui de Mosso, le *pléthysmographe*, est un tube de verre, rempli d'eau, dans lequel la main et l'avant-bras sont introduits; les tissus vasculaires produisent en se gonflant, quand le sang afflue dans les vaisseaux, le *déversement* d'une certaine quantité d'eau; la diminution de volume produite par le retour du sang dans les veines, fait rentrer dans l'appareil une quantité d'eau déterminée.

Or, les quantités d'eau qui sortent de l'appareil et qui y rentrent, sont nécessairement correspondantes aux quantités de sang qui se surajoutent au contenu du membre immergé ou qui lui sont enlevées. C'est, en somme, l'application à la physiologie du procédé de physique le plus précis pour étudier le volume d'un corps, son immersion dans un vase rempli d'eau, et l'estimation de la quantité d'eau déplacée qui est égale au volume de ce corps. Cet appareil de Mosso, pour étudier les *valeurs absolues* des changements de volume des membres, repose exactement sur le même principe que celui de Chelius qui lui est de beaucoup antérieur; mais il présente sur ce dernier un avantage inappréciable qui suffit à en faire un appareil nouveau, c'est l'inscription directe des quantités d'eau en mouvement, c'est-à-dire du changement de volume du membre immergé.

L'appareil dont François-Franck a fait usage repose sur un principe analogue, mais au lieu de laisser l'eau déplacée se déverser au dehors, il ne donne que des changements de niveau dans une ampoule de verre qui le surmonte. Ces changements de niveau sont utilisés pour agir sur une colonne d'air qui met en mouvement un tambour à levier inscripteur. De cette façon, on obtient l'indication de toutes les variations *brusques* du volume du membre en rapport avec le pouls artériel; l'appareil est un véritable *sphygmographe à indications continues*, tandis que le pléthysmographe de Mosso, est un appareil qui donne les mesures des variations relativement *lentes* survenues dans le volume d'un membre, sous l'influence de la contraction vasculaire, par exemple.

La première idée de l'appareil employé par François-Franck revient à Ch. Buisson qui l'avait réalisé dès 1862, sauf quelques modifications, mais n'avait fait qu'indiquer en quelques lignes, dans sa thèse inaugurale, la possibilité d'étudier ainsi le pouls des organes.

Tout récemment, Mosso a repris l'appareil dont Franck s'était servi dans ses recherches et y ayant ajouté un flacon latéral destiné à le soumettre à une pression constante, lui a donné un nom nouveau, celui de *hydrosphygmographe*.

Telles sont, en quelques mots, les deux méthodes qui ont été depuis trois ans mises en usage pour étudier les variations de la circulation périphérique : celle de Mosso permet d'apprécier avec rigueur les changements de capacité des vaisseaux et de doser pour ainsi dire les changements de volume d'un membre produits par des influences *relativement lentes;* celle de François-Franck fournit le moyen d'étudier avec détail les *pulsations totalisées* des vaisseaux d'une extrémité, les modifications de ce pouls des organes sous des influences agissant avec rapidité ou avec lenteur, mais, à ce dernier point de vue, l'appareil de Mosso présente une rigueur plus grande. Chacun d'eux, en définitive, a ses avantages : nous verrons plus tard quels résultats les auteurs ont tirés de leurs recherches et quelles applications nouvelles, au point de vue expérimental et clinique, on en pourra faire encore.

Nous venons d'indiquer succinctement les procédés employés par les deux auteurs qui se sont le plus occupés de cette importante étude des changements de volume des organes, sans entrer dans aucun détail sur les travaux antérieurs: nous retrouverons dans l'historique, que nous nous sommes attaché à donner très complétement, les noms de Piégu, Chelius, Buisson, Fick, etc. Chacun de ces derniers a contribué pour sa part à faire avancer la question, mais les recherches les plus complètes étant certainement celles de MM. Mosso et François-Franck, il nous a paru juste de considérer avant tout l'ensemble de leurs travaux.

C'est à l'étude des changements de volume des organes que se rattache l'histoire des mouvements du cerveau ; le fait est hors de doute : c'est à peine si nous croyons aujourd'hui possible de faire entrer pour une faible part dans les mouvements de la masse encéphalique les battements des artères placées à sa base. Un point bien intéressant à signaler, c'est que le cerveau baignant dans le liquide céphalorachidien et enfermé avec lui dans la boîte crânienne, représente assez exactement dans ces conditions naturelles l'extrémité vasculaire d'un membre qu'on enferme dans un bocal rempli d'eau. De part et d'autre, les expansions et resserrements du tissu vasculaire produisent des va et vient du liquide, et ce sont ces oscillations de liquide qu'on utilise, au moins le plus souvent. En raison de cette assimilation du cerveau aux autres tissus vasculaires, nous avions eu la pensée de réunir ces deux ordres de recherches dans un travail d'ensemble.

Pour donner de la question des changements de volume des organes un exposé complet, nous avions réuni un grand nombre de documents relatifs aux mouvements du cerveau, mais l'étendue assez considérable que nous avons été forcé de donner à l'examen historique, expérimental et clinique de la question des changements de volume des organes périphériques, a dû nous faire abandonner notre projet.

Nous nous bornerons donc à l'étude des changements de volume des tissus vasculaires en général, et nous diviserons ce travail en quatre parties.

Une première partie comprendra une revue historique et critique, avec traduction exacte des principaux auteurs allemands et italiens; dans la seconde partie, nous décrirons les appareils et leur mode d'emploi; une troisième partie sera consacrée aux résultats expérimentaux, et dans la quatrième, nous traiterons des applications cliniques, médicales et chirurgicales. Nous donnerons tous nos soins au côté technique; dans le but de rendre plus claires les descriptions d'appareils, et de fournir des moyens d'études à ceux que ces recherches pourraient tenter, nous avons fait reproduire tous les appareils qui nous ont semblé avoir un intérêt sérieux, ainsi que les principaux types des courbes obtenues avec ces appareils.

Nous devons à M. François-Franck un grand nombre des documents utilisés dans ce travail; il nous a autorisé à puiser largement dans les mémoires qu'il a publiés sur ces différentes questions, et nous avons cherché à profiter de ses bons conseils : nous lui offrons ici nos sincères remerciements.

PREMIÈRE PARTIE

EXPOSÉ HISTORIQUE ET CRITIQUE DES RECHERCHES SUR
LES MOUVEMENTS D'EXPANSION ET DE RETRAIT DES
ORGANES PÉRIPHÉRIQUES.

On savait par les recherches expérimentales de Poiseuille (1), que les artères recevant du sang à chaque systole ventriculaire présentent une brusque augmentation de volume en rapport avec l'afflux de l'ondée sanguine. Ces expériences avaient nettement démontré que le pouls artériel résulte de l'expansion du vaisseau exploré, mais la question des mouvements d'ampliation et de retrait des tissus vasculaires n'avait point été abordée expérimentalement.

Longtemps avant Poiseuille, cependant, Haller (2) et Lorry avaient émis l'idée que les tissus vasculaires présentaient des mouvements de gonflement et de retrait en rapport avec la circulation artérielle. Lorry exprime même cette opinion de la façon la plus claire : « Dans le temps de la contraction du cœur, dit-il, la force dilatante des artères tend à faire gonfler et dilater, pour ainsi dire, tous les or-

---

(1) Poiseuille, *Répertoire d'anatomie et de physiologie*, t. VII, 1ʳᵉ partie, 1829, p. 149. Recherches sur l'action des artères dans la circulation artérielle.

(2) Haller. *Mémoire sur la nature sensible et irritable des parties du corps animal*. Lausanne, 1756-1760, t. I, page 31.

ganes dans lesquels le sang est porté, et plus encore ceux qui par leur mollesse ou leur flexibilité sont moins en état de résister à la force impulsive du sang (1). »

On voit que le fait des mouvements d'expansion des organes est clairement indiqué par Lorry, mais l'opinion qu'il exprimait si formellement ne reposait sur aucune donnée expérimentale.

C'est seulement en 1846 que la question fut abordée expérimentalement : le docteur Piégu vint annoncer, à l'Académie des sciences (2), les résultats de ses recherches sur les doubles mouvements des membres comparés aux doubles mouvements du cerveau.

Des expériences, exécutées dans toutes les conditions de précision et d'exactitude, démontrent que les membres sont soumis à un mouvement d'expansion et d'affaissement double, entièrement semblable au mouvement à deux temps que nous connaissons au cerveau.

Les mouvements des membres se font aussi en deux temps.

Premier temps. Expansion. — L'expansion des membres, de même que celle du cerveau, est plus prononcée pendant la systole ventriculaire ; elle est surtout exagérée pendant l'expiration.

Second temps. Affaissement. — L'affaissement qui suit, parfaitement marqué, durant le repos des ventricules, devient de la plus complète évidence sous l'influence de l'inspiration.

Chaque temps des mouvements se compose à son tour de deux degrés ; ainsi l'expansion est à deux degrés.

Premier degré. Degré faible. — Expansion petite, coïncidant avec les battements du pouls. Expansion ventriculaire.

Second degré. Degré fort. — Expansion large. Elle a lieu pendant l'expiration : expansion expiratoire.

L'affaissement se remarque dans les autres temps de la respiration et de la circulation.

---

(1) Lorry. *Des mouvements du cerveau et de la dure-mère.* Mémoires de l'Académie des sciences. Savants étrangers, 1760, page 306.

(2) Piégu. *Note sur les doubles mouvements observés aux membres et comparés aux doubles mouvements du cerveau (C. R. Acad. des Sc.* 1846, t. XXII, page 682).

Il est à deux degrés, comme l'expansion.

Premier degré. Affaissement faible. Il concorde avec le temps de repos des ventricules.

Second degré. Affaissement le plus caractérisé. Il coïncide avec l'inspiration.

Quelque variés qu'aient été les procédés d'expérimentation, les résultats sont toujours restés identiques :

Les mouvements des membres offrent donc, avec les mouvements du cerveau, la plus parfaite ressemblance; ils concordent aussi parfaitement avec les mouvements observés dans les canaux sanguins artériels et veineux.

Cette dernière concordance présente surtout de l'intérêt, en ce sens que plus un membre ou une portion de membre contient proportionnellement de parties molles, plus il présente manifestement le mouvement d'expansion double; et comme la proportion des parties molles d'un membre se montre toujours dans un rapport constant avec la richesse des réseaux capillaires, on trouve que plus les parties molles sont fournies de vaisseaux et plus les mouvements d'expansion ont d'évidence.

Piégu avait donc créé la méthode d'exploration des changements de volume des organes, et du premier coup, avait précisé la nature double de ces mouvements; les uns, plus rapides, rhythmés avec le cœur, correspondaient aux pulsations artérielles ; les autres, plus lents, interférant avec les premiers, étaient dûs aux influences respiratoires. Nous reviendrons avec détail sur chacun de ces points dans la troisième partie, relative aux résultats obtenus.

Plus tard, en 1872, le docteur Piégu revint sur cette question dans un article du *Journal de l'Anatomie* et s'étonnait de ce que les phénomènes qu'il avait indiqués n'eussent point tenté les expérimentateurs, et surtout n'eussent point été enregistrés. Mais l'auteur ignorait que des travaux importants avaient été faits à l'étranger précisément sur ce sujet, le premier par Chelius, le dernier et le plus complet par Fick, alors à Zurich.

Chelius (1) cherchant à déterminer les modifications produites dans la circulation intra-cardiaque et dans la circulation périphérique par les variations de la pression sanguine et par l'état fébrile, conçut l'idée d'appliquer à l'homme des appareils précis, capables de renseigner sur l'état de la circulation, sur le retard du pouls, etc. « Nos efforts, dit-il, doivent tendre à substituer au jugement subjectif l'application d'appareils physiques très simples, partout où cela est possible. » Combien les faits que nous montre l'hémodynamomètre de Poiseuille sont riches en conséquences ! Toute l'étude de la circulation est entrée dans une nouvelle phase, grâce à ce simple appareil.

Aussi longtemps que nous ne posséderons pas d'appareil pour mesurer la succession des bruits du cœur, les changements de rapport que les bruits et les silences affectent entre eux, « voici à mon sens, dit l'auteur, les moyens les plus propres à mesurer la vitesse et la pression du sang :

« 1° Mesurer le temps que met l'ondée sanguine à soulever les diverses artères, carotide, radiale, iliaque, pédieuse, etc. (*Elasticitätsmodulus.*)

« 2° Mesurer le volume de l'ondée sanguine dans les extrémités. (*Sphygmographie volumétrique.*)

« 3° Mesurer minutieusement quant au volume et à la durée les actes de la respiration ; ceux-ci, étant le principal agent de la propulsion sanguine, doivent modifier la circulation aussitôt qu'ils subissent un changement quelconque.

« L'alliance de ces trois méthodes sera féconde en clinique, surtout lorsqu'on aura construit des appareils plus commodes et plus appropriés. »

(1) Chelius. *Beiträge zur Vervolständigung der physikalischen Diagnostik. Vierteljahrschrift für die praktische Heilkunde herausgegeben von der medicinischen Facultät in Prag. VII jahrgang,* 1850, XXV-XXVI, B, S. 93.

L'auteur décrit ensuite un pulsomètre à mercure avec flotteur et un appareil compteur des pulsations qui lui est annexé : c'est à l'aide de ce dispositif qu'il apprécie la vitesse du transport de l'ondée sanguine dans les différentes artères.

Mais nous n'avons pas à insister sur le premier point de ses recherches, quelque intéressant qu'il puisse être. Nous devons seulement nous arrêter à son procédé pour mesurer la force du courant sanguin. (Voir le dessin de l'appareil. 2ᵐᵉ partie, page 44.)

« Cet appareil, dit-il, a le grand avantage d'être applicable à l'homme, tandis que celui de Poiseuille ne peut servir que dans les vivisections. Une boîte cylindrique en fer-blanc, pouvant recevoir un bras ou une jambe, est munie d'un fin tube de verre ayant environ un pied de long. L'extrémité ouverte du cylindre est exactement close avec du mastic après introduction du bras, puis l'appareil est rempli d'eau tiède par un orifice placé auprès de celui qui reçoit le tube de verre ; l'air s'échappe par ce dernier, et à un moment donné une petite colonne d'eau y monte peu à peu. On ferme l'orifice qui a servi à introduire l'eau : *Aussitôt la colonne d'eau contenue dans le tube subit des ascensions systoliques. On peut apprécier de la sorte les variations dues à toutes les modifications dans le jeu de la pompe respiratoire ; inspirations forcées, expirations prolongées, etc. Il est avantageux de maintenir l'appareil suspendu. Je n'ai expérimenté encore que sur des individus sains.* »

On voit, d'après ce qui précède, comment Chelius a été amené à chercher à apprécier le volume des ondées sanguines envoyées par le cœur dans un segment de membre ; pour réaliser cette idée, il a construit un appareil que nous retrouverons heureusement modifié par Mosso, mais qui reste comme type des appareils à changement de volume : Comme le dit très bien l'auteur, c'est une méthode de *sphygmographie volumétrique :* l'expression est heureusement choisie, car son appareil donne à la fois les indications du pouls artériel et des variations comparatives du volume du membre aux différents instants de l'expérience. Il est fâcheux que cette désignation n'ait pas été conservée : nous aurons l'occasion d'y revenir à propos de la confusion qui tend à s'établir entre les diverses applications de cette méthode générale.

Toute justice étant rendue à Chelius, nous devons cependant rappeler que, quatre ans auparavant, Piégu avait étudié, avec un appareil exactement semblable, les doubles mouvements des membres : c'est donc à lui que revient incontestablement la priorité dans cette question, quoiqu'il résulte d'une façon évidente de la lecture du travail de Chelius que celui-ci ne connaissait pas la note donnée par Piégu à l'Académie des sciences à Paris. Du reste, c'est comme nous allons le voir, un fait assez curieux que les différents auteurs qui se sont occupés de cette question, ne connaissaient pas ou connaissaient incomplétement les travaux déjà faits. Ainsi Chelius, comme nous l'avons dit, ignorait que sa méthode de « *Sphygmographie volumétrique* » eût été déjà employée en France par Piégu ; Buisson, dont nous allons parler, signalant entre autres points nouveaux son procédé pour étudier les expansions et les retraits d'une extrémité, ne soupçonnait pas plus les recherches de Piégu que celles de Chelius ; Fick, à son tour, a pu se croire le premier en date, car dans son mémoire de 1869, il ne fait pas mention de Piégu, de Chelius et de Buisson.

Enfin Mosso ne connaissait au début de ses recherches,

en 1875, que Chelius et Fick ; Franck, de son côté, quand il a communiqué ses premiers résultats au Congrès de l'association française, à Nantes (août 1875), venait d'apprendre par Mosso que Chelius et Fick s'étaient occupés de cette question et lui-même avait indiqué à Mosso les recherches de Piégu et celles de Buisson. Il résulte de tout cela que chaque auteur a repris, pour ainsi dire, *ab ovo* la question des changements de volume des organes périphériques s'attribuant la priorité, en toute conscience.

Aujourd'hui que les premiers travaux de Franck et de Mosso ont fourni des données assez complètes au point de vue bibliographique, nous pouvons reconstruire avec une certaine rigueur l'histoire de cette question, en observant l'ordre chronologique, sans que cependant nos remarques puissent atténuer le mérite de chaque auteur.

M. le professeur Broca (1) a observé le premier en 1862, des battements dans les cavités osseuses. Il a fait sur ce sujet une très intéressante communication à la Société de chirurgie. Il a remarqué que ces battements étaient isochrones au pouls. Nous reviendrons, du reste, sur cette question dans la quatrième partie (*Applications chirurgicales*).

En 1862, Ch. Buisson, dont le nom est trop peu connu parmi nous, présenta à la Faculté de médecine de Paris sa thèse inaugurale sur « quelques recherches sur la circulation du sang à l'aide d'appareils enregistreurs. » C'était l'époque où Chauveau et Marey venaient de terminer leurs belles études de cardiographie sur le cheval ; l'attention était enfin fixée en France sur les applications de la méthode graphique aux expériences physiologiques. Marey, après avoir fait de nombreuses tentatives pour transmettre à distance les bat-

(1) Broca. Communication à la Société de chirurgie (*Gazette des hôpitaux*, 12 juillet 1862).

tements du cœur et les variations de la pression intra-cardiaque et artérielle avec un système de tubes et d'ampoules
remplies d'eau, mit à profit l'idée qu'avait eue Ch. Buisson
de transmettre ces mouvements par l'air. « En 1860, dit
M. Marey dans son dernier ouvrage sur la méthode graphique (1), Buisson imagina un moyen de transmettre au
sphygmographe, que nous venions de présenter à l'Académie
des sciences, les battements des différentes artères sur lesquelles notre instrument ne serait pas applicable. A cet effet
ce physiologiste se servait de deux entonnoirs conjugués,
dont un tube de caoutchouc réunissait les becs, comme je
réunissais les ampoules de caoutchouc pleines d'eau au
moyen d'un tube de plomb. Le pavillon de chacun de ces
entonnoirs était recouvert d'une membrane élastique comme
cela se voit dans un appareil connu sous le nom de sphyg-
momètre de Hérisson. Il résultait de cette disposition que
si l'on exerçait une pression sur la membrane de l'un des
entonnoirs, la membrane de l'autre se soulevait par la compression de l'air contenu dans l'appareil. Buisson adaptait
à cette seconde membrane un disque léger, surmonté d'une
arète qui soulevait le levier du sphygmographe. Si l'on appliquait sur une artère la membrane du premier entonnoir,
les battements du vaisseau se transmettaient au levier qui
les enregistrait. »

Telle est en principe la méthode de Buisson pour transmettre à distance les mouvements de l'appareil circulatoire.
Dans sa thèse, l'auteur ne fait qu'indiquer en quelques lignes
l'application de cette méthode aux recherches qui nous oc-
cupent. « Lorsqu'on enlève, dit Buisson, l'entonnoir de mon

---

(1) Marey. *De la Méthode graphique dans les sciences expérimentales et
particulièrement en physiologie et en médecine.* Paris. G. Masson, 1878,
page 445.

appareil enregistreur et qu'on fait communiquer le tube de caoutchouc avec l'intérieur d'une ventouse de Junod, on obtient le tracé de pulsations sensiblement analogues à celles de l'artère qui alimente le membre emprisonné dans la ventouse. »

Voilà donc les mouvements constatés par Piégu et Chelius transmis à un appareil enregistreur ; les expansions et les retraits du tissu vasculaire deviennent faciles à étudier dans leurs détails, à comparer au pouls d'une artère ; on peut soumettre ces mouvements du tissu à des influences multiples et poursuivre très loin l'étude d'une série de modifications de la circulation périphérique : le moyen est trouvé. Mais Ch. Buisson se contente d'avoir observé le fait essentiel de la transmission par l'air des changements de volume d'un membre ; il ne fait aucune expérience et ne cite ce point important que comme l'une des applications de la méthode qu'il venait d'introduire en physiologie. Il faut dire du reste que les recherches de Piégu avaient eu peu de publicité : douze ans s'écoulèrent avant qu'il n'en fut question dans un ouvrage français ; c'est seulement dans la 2e édition des *Éléments de physiologie* de Béraud qu'il en est fait une courte mention.

Voici comment Béraud s'exprime : T. II, p. 313. — « *Du pouls des membres*. De même que l'afflux violent du sang dans les artères suivi de l'écoulement de celui-ci, se manifeste par une dilatation de celles-là, de même le pouls de toutes les artères d'une partie du corps a pour résultat l'expansion de la masse organique où elles se distribuent. » Béraud décrit ensuite les expériences de Piégu et termine ainsi : « C'est ce même phénomène qui, dans certaines tumeurs des os riches en artères, donne lieu aux battements, aux mouvements d'expansion qui en sont un des caractères, et qu'on perçoit lorsque la main en embrasse la totalité ou la plus grande partie. »

Ch. Buisson pouvait donc ignorer les recherches de Piégu et peut-être n'attacha-t-il pas au fait qu'il avait constaté l'importance que nous lui reconnaissons aujourd'hui : il était juste, cependant, de chercher à bien établir que c'est à cet auteur que revient le mérite d'avoir montré qu'on pouvait enregistrer les mouvements d'expansion et de retrait des tissus vasculaires : nous verrons plus loin son appareil modifié par François-Franck et combiné avec les enregistreurs plus parfaits de Marey, fournir d'importants détails sur les variations de la circulation périphérique.

Dans son livre sur la physiologie médicale de la circulation du sang (1863), M. Marey passe rapidement sur les changements de volume des organes ; il n'en a point fait d'étude spéciale, et se contente d'indiquer l'importance du sujet : « Le volume des organes, dit-il, page 212, doit nécessairement varier avec l'état de leurs vaisseaux..... La plupart des changements qui surviennent d'une manière brusque dans le volume d'un organe sont dus à des changements dans l'état des vaisseaux... aussi peut-on considérer les changements de volume des organes comme l'expression la plus fidèle des changements qui se produisent dans le calibre de leurs vaisseaux. »

Nous arrivons aux recherches du professeur Fick, de Zurich, publiées en 1869 (1). Nous venons de voir Ch. Buisson transmettre à distance, au moyen de tubes à air, les mouvements d'expansion et de retrait d'un segment de membre ; Fick se sert également de la méthode graphique, mais en utilisant directement les changements de niveau de l'eau

(1) Fick. Intersuch, a. d. Physiol. Laborat., P. Züricher Hochschule (Wien., 1869, 1 Heft).

dans un tube qui communique avec la cavité du manchon renfermant la main et l'avant-bras. Un flotteur de liége repose à la surface de l'eau et suit tous les changements de niveau du liquide. (*Pour les détails, voy.* 2me partie, APPAREILS.) Fick s'exprime ainsi au début de son Mémoire sur le compte de l'appareil qu'il a employé.

« En considérant l'appareil de M. le docteur Ris, appliqué à un but thérapeutique, je suis arrivé à une méthode au moyen de laquelle on peut obtenir de réels résultats sur la circulation du sang chez l'homme vivant; si je ne me trompe, cette méthode peut devenir très utile pour la physiologie et la pathologie, comme la sphygmographie qu'elle n'est pas destinée à remplacer, mais à compléter, car au moyen de cette méthode on arrive à découvrir le changement de volume d'un corps dans un temps donné. Elle donne ce changement en mesures absolues, et en cela elle est visiblement supérieure à la sphygmographie.

Le résultat immédiat de l'emploi de ma méthode est une courbe dans laquelle le changement de volume d'une région du corps, par exemple du bras, se présente dans un temps donné. »

D'après ce qui précède, il semble évident que l'appareil à déplacement employé par Fick n'est autre que l'appareil « du docteur Ris appliqué à un but thérapeutique. » Nous avons vainement cherché à retrouver l'indication d'un travail du docteur Ris. La seule mention qui en soit faite, à notre connaissance, est celle de Fick lui-même ; mais si Fick n'a pas eu l'idée de l'appareil explorateur des changements de volume, il paraît cependant avoir perfectionné celui de Ris, en le transformant en appareil enregistreur.

Voici comment Fick explique les mouvements du liquide au sein duquel la main et l'avant-bras sont plongés.

« Les changements de volume de la partie du bras qui est plongée dans le vase sont sous la dépendance de différentes causes : avant tout, un déplacement du bras peut produire des changements notables de volume. Si on plonge le bras plus profondément, le volume de la partie du bras plongée dans l'eau est notablement augmenté ; dans le cas contraire, il est diminué ; en second lieu la capacité transversale des vaisseaux du bras peut varier dans le temps, ce qu'indique bien le niveau de l'eau dans le tube ; 3° enfin la capacité des vaisseaux change périodiquement pendant les battements du cœur. Ce sont ces derniers changements auxquels nous réservons ici exclusivement notre attention. On peut facilement les distinguer des autres sur la courbe, ces derniers arrivent plus lentement et par cela même ils n'exercent une influence que sur la partie moyenne de toute une série d'ondes. On peut d'ailleurs pour la discussion des résultats se servir seulement d'ondes isolées et dans une grande série on choisit celle qui avec la voisine la plus proche est située sur la même hauteur. On comprendra très bien cette expérience en regardant la courbe concrète et en entendant la discussion.

Je me suis donné la peine de faire des expériences sur d'autres parties du corps : j'aurais désiré beaucoup, pour des raisons que j'expliquerai plus tard, faire des essais sur une région qui reçoit directement tout son sang d'une branche de l'aorte. A cet effet je fis construire un vase où l'on put mettre les deux pieds : autour du bord on mit un anneau en caoutchouc qui serra le corps vers la région de la cuisse. Malgré beaucoup de peine je n'ai pas réussi à obtenir avec cet appareil des résultats utiles. J'essayai d'entourer l'anneau de caoutchouc avec du plâtre, mais sans résultat. Pour le moment nous sommes obligés de nous contenter des résultats obtenus sur le bras. Je me réserve cependant de faire des expériences plus tard sur d'autres parties du corps (1). »

En 1872, dans une thèse soutenue à la Faculté libre de Strasbourg (1), M. Bœckel a réuni un certain nombre de cas de lésions osseuses communicant avec le canal médullaire des os longs, avec le tissu spongieux et dans lesquelles on a observé des mouvements de liquide isochrones aux battements du pouls (Voir, 4ᵐᵉ partie, *Applications chirurgicales*).

Nous aurons à revenir sur les faits que cite l'auteur et

(1) Voir pour le résultat des expériences : 3° partie, p. 60.
(2) Jules Bœckel. *Étude clinique et expérimentale sur les battements du tissu médullaire des os.* Thèse inaug. Faculté libre de Strasbourg, 1872.

sur les résultats de quelques expériences, dans la partie de ce travail consacré aux applications chirurgicales.

En 1874, parurent dans le compte rendu des travaux du laboratoire de Leipzig (1), les premières recherches de Mosso sur les changements de volume des organes. Mosso, étudiant sous la direction de Ludwig les effets d'un certain nombre de substances (nicotine, chloral, etc.) sur les vaisseaux des organes isolés soumis à une circulation artificielle de sang défibriné, ne se contenta pas du procédé jusqu'alors employé dans le laboratoire du Ludwig, et qui consistait à apprécier l'action produite sur les vaisseaux des organes par les variations de l'écoulement veineux. Il renferma un organe, un rein par exemple, dans un vase rempli d'huile et hermétiquement clos. Le sang chargé du principe toxique arrivait à l'artère par une tubulure, et en ressortait par une autre tubulure qui le déversait dans l'une des branches d'un tube en U : les changements de niveau dans la branche opposée de ce tube correspondant aux quantités du sang qui traversaient l'organe, agissaient sur un flotteur inscrivant : on obtenait ainsi la *courbe des écoulements*, et on pouvait connaître les variations du débit sanguin dans un temps donné et sous des influences variées.

Mais pour savoir plus rigoureusement quelles étaient, pendant le même temps et sous les mêmes influences, les variations de calibre des vaisseaux, Mosso eut l'idée de totaliser ces variations de calibre dans un tube communiquant avec la cavité même du vase où était enfermé l'organe ; l'huile contenue dans le vase devait nécessairement

---

(1) A. Mosso. *Von einigen neuen Eigenschaften der Gefässwand* : (*Arbeiten aus der Phys. Anstalt zu Leipzig*, 1875.) — Reproduit en italien in *Giornale dell' Academia di medicina di Torino*, 1875.

se déplacer d'une quantité égale au changement du volume
total ; — quand les vaisseaux du rein se dilataient, l'organe tout entier se gonflant, l'huile s'échappait par le tube
communiquant avec la cavité du vase et venait s'écouler
dans une éprouvette flottante ; réciproquement, quand les
vaisseaux se resserraient, l'organe diminuait de volume,
et l'huile, tout à l'heure refoulée, était rappelée dans le vase
renfermant le rein : il résultait de ce double mouvement
de va et vient du liquide, un double mouvement de descente et d'ascension de l'éprouvette flottante : nous verrons
au chapitre des appareils (2me partie), comment Mosso a uti-
lisé les déplacements de l'éprouvette pour inscrire les changements de calibre des vaisseaux, en même temps que le
flotteur du tube où se faisait l'écoulement veineux, inscri-
vait les débits du sang par les vaisseaux. Nous ne nous
occupons ici que de l'idée elle-même, de joindre à l'étude
de variations du débit par les veines l'étude des changements de calibre des vaisseaux.

Ces recherches, faites en 1874, sur des organes isolés,
amenèrent l'auteur à appliquer un procédé analogue à
l'étude des changements de calibre des vaisseaux chez
l'homme. Il totalisa dans un appareil à déversement les
mouvements des vaisseaux de la main et de l'avant-bras,
et obtint avec un segment de membre humain les mêmes
indications volumétriques qu'il avait obtenues avec un
organe isolé : chaque gonflement de la main et de l'avant-
bras immergé se traduisait par l'issue d'une quantité d'eau
correspondante à cette augmentation de volume, c'est-à-dire
à la quantité de sang admise dans les vaisseaux, etc. De
même que dans le cas de circulation artificielle, ici les changements de volume furent inscrits en utilisant les mouvements de descente et d'ascension d'une éprouvette plon-

geante. (2ᵐᵉ partie, p. 49). Cet appareil reçut le nom de *Pléthysmographe*.

Depuis l'époque où ces premières recherches furent entreprises, Mosso s'est attaché avec raison à poursuivre les applications de cette méthode ; il a employé son appareil pour étudier les phénomènes nouveaux de la circulation périphérique, les changements de calibre des vaisseaux sous des influences variées, par exemple pendant la veille et pendant le sommeil, quand le sujet était sous l'influence du chloral, du nitrite d'Amyle, etc. Toutes ces applications seront exposées dans la troisième partie.

Nous devons, avant d'aller plus loin, nous demander en quoi le procédé d'étude employé par Mosso diffère de ceux que nous avons successivement passés en revue et qui appartiennent à Piégu, à Chelius, à Buisson et à Fick ; nous aurons plus tard à comparer le même procédé à celui qu'a employé François-Frank quand nous aurons exposé les recherches de ce dernier.

Le procédé de Mosso repose, comme on l'a vu, sur le même principe que ceux des auteurs qui l'avaient devancé : introduire un segment de membre dans un vase rempli d'eau, et apprécier les changements de volume, c'est-à-dire les variations de calibre de ses vaisseaux par le déplacement du liquide au sein duquel le tissu vasculaire est immergé.

Le principe étant commun à ces différentes méthodes, voici en quoi celle de Mosso diffère de toutes les autres. Son appareil, en raison même du moyen indirect employé pour inscrire les changements de volume du membre, *ne peut fournir d'indications rapides ;* il ne peut enregistrer les variations brusques du calibre des vaisseaux dues aux afflux sanguins en rapport avec les battements du cœur ; en un mot il ne donne pas comme les appareils de Buisson et de Fick, par exemple, *les pulsations totalisées* des vaisseaux. Les mouvements rapides se perdent en route dans l'inertie des pièces à mouvoir.

C'est un appareil qui donne l'indication de mouvements plus lents, ceux par exemple qui sont dus aux influences respiratoires, ceux surtout qui résultent des variations de la contractilité ou de l'élasticité vasculaires. Il est évident en effet que la quantité de sang admise dans les vaisseaux du membre supérieur est sujette à varier d'un moment à l'autre, pendant que ces vaisseaux dont les parois sont con-tractiles reviennent activement sur eux-mêmes ou se laissent passivement dilater : si par exemple on soumet le bras à une réfrigération rapide, tous ses vaisseaux se resserrent : ils admettent une moindre quantité de sang ; si au contraire on échauffe l'eau de l'appareil, les vaisseaux se laissent di-later et la quantité de sang admise dans le tissu est beau-coup plus considérable. Ce sont ces variations qu'indique l'appareil de Mosso : il permet, comme nous l'avons dit au début, *de comparer entre elles les quantités de sang reçues par le membre en expérience dans des conditions variées.* Mais, les changements de calibre des vaisseaux ne modifient pas seulement la quantité de sang en circulation dans le membre ; ils déterminent des changements profonds dans les pulsations elles-mêmes : si les vaisseaux sont resserrés, les pulsations sont petites ; si les vaisseaux sont dilatés, l'am-plitude des pulsations devient considérable. Ce sont là des variations brusques que le pléthysmographe ne donne pas, précisément parce qu'elles sont trop rapides et qu'avant d'être transmises à la plume inscrivante, elles s'éteignent, pour ainsi dire, à cause de la multiplicité des pièces inter-médiaires.

Il faut donc établir une différence radicale entre la méthode de Mosso et celle des autres auteurs : cette différence nous paraît pouvoir se formuler ainsi :

Les méthodes de Piégu, de Chelius, de Buisson, de Fick, de Franck permettent l'étude des changements rapides du calibre des vaisseaux sous l'influence des battements du cœur : ce sont, suivant l'heureuse expression de Chelius, des méthodes de *sphygmographie volumétrique;*

La méthode de Mosso fournit l'indication précise des changements de calibre des vaisseaux survenant avec lenteur; elle permet d'apprécier les effets de la contraction et du relâchement des vaisseaux, phénomènes d'une durée relativement longue, mais ne peut se substituer à la méthode de *sphygmographie volumétrique* dont l'objet essentiel est tout différent.

Nous verrons que, plus tard, Mosso a emprunté à la méthode de sphygmographie volumétrique employée par François-Franck un procédé tout différent de celui qui reste le sien propre : ayant étudié les *valeurs absolues des changements de volume*, avec son pléthysmographe, il a voulu rechercher *les modifications des pulsations totalisées* de la main et de l'avant-bras; il a du nécessairement laisser de côté son premier procédé qui n'était plus applicable dans ce nouveau cas, et emprunter alors à François-Franck l'appareil que celui-ci avait imité de Buisson. Nous y reviendrons tout à l'heure après avoir examiné la méthode employée par François-Franck. Nous devions seulement bien accentuer le caractère spécial du procédé de Mosso pour rendre à chacun ce qui lui appartient.

En août 1875, François-Franck présenta au Congrès de l'association française réuni à Nantes les résultats de ses premières recherches « sur les changements de volume des organes périphériques dans leurs rapports avec la circulation du sang (1). »

Nous empruntons à la note remise par M. François-Franck les passages relatifs à la question historique et critique.

« Séance du 25 août... — Tout organe riche en vaisseaux et dont la texture est assez souple, présente des alternatives d'expansion et de resserrement qui correspondent aux systoles et aux diastoles cardiaques et résultent de la dilatation et du retrait successifs des vaisseaux qu'il contient.

« Chaque ondée sanguine qui vient se loger dans les vaisseaux de la main, par exemple, s'ajoutant au sang déjà contenu dans cette main, amène une *augmentation brusque de volume* en même temps qu'une soudaine élévation de pression. Mais dans l'instant suivant, cette ondée est entraînée par les veines, et son départ s'accompagne de phénomènes inverses de ceux qui ont signalé son arrivée : le volume de la main diminue en même temps que la pression décroît.

« Ces variations, inaccessibles à l'exploration directe, ont été vues et enregistrées par Buisson. Le docteur Piégu, dès 1846, parla des mouvements dont les membres sont le siége sous l'influence de la circulation ; et en 1872, il inséra dans le journal de Robin une note assez complète sur le même sujet.

« Cette année, le professeur Marey m'ayant engagé à faire quelques recherches sur cette intéressante question, j'ai moi-même repris l'expérience de Buisson et inscrit, avec les appareils enregistreurs bien connus de Marey, les va-

(1) François-Frank. Congrès de Nantes, 25 août 1875.

riations du volume de la main dans des conditions variées. »

(Suit la description de l'appareil que nous retrouverons détaillée dans la deuxième partie.)

« L'ascension de l'eau dans le tube, ajoute M. François-Franck, exprime une augmentation du volume de la main immergée, et *si nous voulons savoir de quelle quantité ce volume s'est accru, nous pouvons construire l'échelle de notre levier en ajoutant au contenu du bocal des quantités d'eau connues, et en déterminant pour chaque centimètre cube d'eau les déplacements du levier. Dans nos expériences, nous pourrons ainsi savoir quelle quantité de sang a pénétré dans les vaisseaux de notre main, de combien son volume s'est accru.* »

Comme on le voit, d'après ces quelques lignes, François-Franck se proposait d'étudier en premier lieu *les variations rapides des pulsations totalisées de la main (sphygmographie volumétrique)*, et, en second lieu, d'apprécier, par la hauteur des courbes obtenues, après graduation préalable de son appareil, *les quantités de sang qui pénètrent dans le membre à chaque afflux sanguin et dans une série d'afflux.* C'est-à-dire qu'il voulait réunir dans une même recherche ces deux éléments que nous avons vus dissociés jusqu'ici : l'étude des variations rapides en rapport avec l'action du cœur, et l'évaluation des augmentations de volume du tissu : ce dernier point était, comme nous l'avons vu, le seul que put indiquer le pléthysmographe de Mosso. Il y avait donc dans les recherches de François-Franck la combinaison des deux méthodes. (Voir pour les résultats des expériences, 3ᵉ partie, p. 65.)

Ces premières données sur ses recherches furent communiquées au congrès de Nantes, en août 1875, c'est-à-dire avant la publication du Mémoire de Mosso, « *sopra un nuovo metodo per scrivere i movimenti dei vasi sanguigni nell' uomo.* (Turin, 1875.)

Mais, comme il le dit à la fin de sa note, il connaissait les recherches poursuivies simultanément par Mosso, en Italie :

« Je ne veux point, dit-il, terminer cette communication sans dire un mot d'un appareil remarquable par sa précision et sa simplicité, que mon ami, le docteur Mosso (de Turin), a employé pour étudier les variations de volume *absolues* du membre supérieur. C'est encore un appareil à déplacement, mais l'eau se déverse dans une éprouvette qui plonge alors dans un récipient plein d'eau et fait remonter, par l'intermédiaire d'une poulie, un curseur armé d'une plume qui trace sur un cylindre tournant. »

M. François-Franck continua ses recherches l'année suivante, et après les avoir poursuivies pendant un an, il en communiqua (1) à l'Académie des sciences les résultats avant de les développer dans un Mémoire complet, qui parut dans les travaux du laboratoire de M. le professeur Marey (2). Nous aurons à faire de nombreux emprunts à ce travail, quand nous exposerons les résultats des expériences : il nous suffit d'avoir montré que la méthode employée par l'auteur tient à la fois de la *sphygmographie volumétrique* et de la *pléthysmographie :* elle représente en réalité l'association de deux procédés.

C'est, comme on le voit, dans cette période de 1875 à 1877 qu'ont été publiés les travaux les plus complets sur la question des changements de volume des organes péri-

(1) François-Franck. *Note sur des expériences relatives aux variations de la circulation périphérique étudiées par le changement du volume de la main* (*C. R. Acad. des Sc.*, avril 1876). Développé dans la *Gazette hebdomadaire de Méd. et de Chir.*, mai 1876.

(2) Mémoire in extenso in *C. R. du Laboratoire de Marey*, octobre 1876.

phériques dans leurs rapports avec la circulation : ces recherches nous ont fourni d'importants résultats que nous
aurons à exposer et à comparer, tant au point de vue purement expérimental qu'au point de vue médical.

Mais nous n'aurions pas tout dit sur cette question si
nous n'entrions pas maintenant dans quelques détails sur
la combinaison de la méthode d'exploration des changements de volume d'une extrémité du corps et des autres
méthodes appliquées à l'étude du pouls artériel lui-même,
des pulsations du cœur, des mouvements respiratoires, des
expansions et resserrements du cerveau, etc.

C'est encore à Mosso et à François-Franck que nous devons l'idée de ces associations de plusieurs procédés de recherche. Ils ont l'un et l'autre étudié dans des expériences
simultanées les rapports des mouvements respiratoires et
des variations de la circulation périphérique, en recueil-
lant d'une part les courbes des mouvements de la poitrine
et de l'abdomen ; d'autre part, les courbes des changements
du volume de la main. Ces deux auteurs ont pu reprendre
sur l'homme les recherches poursuivies depuis longtemps
dans les expériences manométriques sur les animaux : ils ont
formulé les lois des influences qu'exercent sur la circulation
périphérique chez l'homme les variations de la pression
intra-thoracique, soit qu'il s'agisse des variations modérées
et régulières que subit la pression thoracique dans l'accom-
plissement normal de la respiration, soit qu'on ait en vue
les effets des inspirations et des expirations forcées, des
efforts, des arrêts respiratoires. Les expériences, complé-
tées dans les travaux de François-Franck par l'étude du
pouls avec le sphygmographe à transmission du professeur
Marey, ont fourni de nombreux matériaux qui, se trouvant
disséminés dans les publications des deux auteurs dont nous

parlons, gagneront à être présentés dans leur ensemble quand nous exposerons les résultats expérimentaux dus à ces méthodes.

En étudiant simultanément les battements du cœur et le pouls artériel d'une part, les battements du cœur et les variations rhythmées du volume de la main d'autre part, François-Franck a pu justifier l'assimilation de ces mouvements des tissus et du pouls artériel ; il a comparé le retard de l'expansion d'un tissu vasculaire sur la systole cardiaque et le retard du pouls artériel lui-même, montrant ainsi que ce retard est le même de part ct d'autre, varie dans le même sens quand on fait intervenir des influences capables de modifier la rapidité du transport de l'ondée sanguine ; il a enfin heureusement appliqué à l'étude de la circulation périphérique dans les cas de lésions valvulaires du cœur et d'anévrysmes intra-thoraciques (4me partie, *Applications médicales*) les données fournies par l'analyse des faits normaux.

Mosso, de son côté, a eu l'idée très féconde en résultats précis, d'explorer simultanément les variations du volume d'une main et celle du volume de l'autre main, avec le pléthysmographe d'abord, plus tard avec l'appareil de François-Franck modifié et qu'il a désigné sous le nom d'*Hydrosphygmographe*. Dans cette étude comparative de la circulation dans l'une et l'autre extrémités, Mosso a pu suivre les variations parallèles des volumes des deux membres supérieurs. Il a encore étudié, en même temps, les mouvements cérébraux et les variations de la circulation dans une extrémité : de ces recherches comparatives, il a pu déduire quelques notions théoriques relatives aux rapports de la circulation cérébrale et de la circulation périphérique pendant le travail intellectuel, pendant le sommeil, etc.

On voit par ces exemples, combien a été déjà féconde cette association des méthodes d'exploration des actes fonctionnels, respiration, circulation en des points du corps différents ; nous reviendrons plus tard avec détail sur ces applications physiologiques et cliniques que nous mentionnons seulement ici, pour montrer comment ont été utilisés les procédés d'étude dont nous avons parlé.

Le procédé de Mosso a été un peu modifié par Basch (1), sur le conseil de Ludwig lui-même ; mais comme il s'agit d'un changement dans le dispositif de l'appareil, sans que la méthode elle-même ait été transformée, nous renvoyons à la 2me partie (*des Appareils*) ce que nous avons à en dire.

Toutes les recherches qui précèdent, quel que soit le procédé employé, ont eu pour but de déterminer les variations de la circulation périphérique dans leurs rapports avec différentes causes : fonction cardiaque, fonction respiratoire, contractilité vasculaire, etc. Mais cette méthode de l'exploration des changements de volume a été envisagée récemment à un nouveau point de vue par M. le professeur Marey, qui a cherché à en retirer des notions exactes sur *la valeur absolue de la pression artérielle chez l'homme* (2). On sait que chez les animaux l'évaluation de la pression artérielle est facile à obtenir en introduisant dans le bout central d'une artère la canule d'un manomètre qui donne en centimètres et fractions de centimètres de mercure, le chiffre de la pression sanguine au point exploré. Chez l'homme, M. Marey a employé un moyen détourné qui a déjà fourni d'intéressants résultats physiologiques et qui, au moment

---

(1) Basch. *Die volumetrische Bestimmung des Blutdrucks am Menschen* (Wien, 1876).

(2) Marey. *Travaux du Laboratoire*, 1876. *Mémoire sur la pression et la vitesse du sang.*

même où nous écrivons, est appliqué aux recherches cliniques par le docteur Debove, dans le service de M. le professeur G. Sée.

M. Marey avait autrefois imaginé d'introduire la main et l'avant-bras dans une caisse métallique, hermétiquement close, et dans laquelle on comprimait de l'air sous pression croissante. On voyait à travers une vitre, enchâssée dans l'une des faces de la caisse, la main pâlir peu à peu, diminuer de volume et enfin devenir complétement exsangue. Si à ce moment on consultait le manomètre, mis en rapport avec la cavité de l'appareil, on notait un chiffre variable suivant les individus, mais toujours voisin de 17 ou 18 centimètres de mercure. On devait dès lors admettre que cette pression de 18 centimètres de mercure qui avait chassé le sang de la main et qui empêchait d'y pénétrer celui qui arrivait jusque dans les artères du membre au-dessus de l'appareil, était supérieure à la pression artérielle.

Pour savoir au juste à quel degré la contre-pression était suffisante pour faire exactement équilibre à la pression artérielle, on faisait faire un petit effort au sujet : comme on sait, l'effort chasse du sang artériel à la périphérie ; dès lors, si la contre-pression n'était que très peu supérieure à la pression intra-vasculaire, on voyait le dos de la main devenir un peu rosé au niveau des articulations métacarpophalangiennes. Ce chiffre de la contre-pression pouvait donc être considéré comme sensiblement égal à celui de la pression artérielle ; on arrivait facilement à cette mesure après quelques tâtonnements en poussant la compression de l'air un peu plus haut ou en la laissant tomber un peu plus bas.

M. Marey montrait depuis bien longtemps cette expérience dans les cours, quand les recherches de François-Franck, qui se faisaient dans son laboratoire, lui donnèrent l'idée d'appliquer à la recherche rigoureuse de la valeur de la pression artérielle la méthode des changements de volume. En somme le procédé changeait peu : il s'agissait seu e- ment de comprimer avec de l'eau au lieu de comprimer avec de l'air et de saisir le moment où les pulsations totalisées des vaisseaux disparaissaient. A ce moment, la compression, exercée à la surface de la main, devait nécessairement sur- monter la pression artérielle d'une petite quantité et fournir par conséquent l'indication d'une valeur très approchée. (Voy. 3me partie, *Expériences*, et 4me partie, *Applications médicales*.)

C'est donc par l'examen de la décroissance graduelle de l'amplitude des pulsations totalisées sous l'influence d'une contre-pression graduellement croissante exercée sur la main, que M. Marey est arrivé à fournir aux physiologistes et aux médecins un moyen simple de mesurer la pression arté- rielle chez l'homme. Nous avons déjà connaissance d'un certain nombre de résultats importants, obtenus par M. De- bove, et nous pensons que dans un avenir prochain on pourra être rigoureusement renseigné sur ce point, tout à fait ignoré de la pathologie médicale.

Les cliniciens du reste avaient bien saisi toute l'impor- tance d'une pareille recherche, puisqu'on les voit tenter de transformer le sphygmographe de Marey en appareil mesu- reur de la pression. On avait adapté au sphygmographe une petite vis dynamométrique qui indiquait le degré de pression nécessaire pour supprimer les battements de l'ar- tère. Mais il est évident que cette tentative ne pouvait four- nir aucun résultat sérieux puisque le calibre de l'artère présente des variations considérables d'un sujet à l'autre et que, comme l'enseigne la mécanique élémentaire, la poussée d'un liquide à la paroi est d'autant plus considérable que la surface, sur laquelle s'exerce l'effort, est elle-même plus étendue. On arriverait par ce procédé à considérer la pression dans un anévrysme comme égale à 100, tandis que la pression de l'artère située au-dessus serait égale à 1 (1).

M. le professeur Potain avait été mieux inspiré en cherchant à mesurer la pression chez l'homme par un procédé analogue à l'ancien procédé de M. Marey, la compression par l'air de la main et de l'avant-bras sur une caisse fermée. Nous savons qu'il poursuit depuis longtemps la solution de cette question et que l'appareil qu'il considère comme pouvant fournir le plus commodément les meilleurs résultats, serait une caisse à double compartiment, contenant dans une partie le bras à comprimer et communiquant par l'autre partie avec un tube horizontal qui contiendrait une bulle de liquide coloré ; entre les deux compartiments une cloison percée d'un trou, permettant à la pression de s'équilibrer dans les différentes parties de la caisse.

En ce moment même, M. Marey cherche à obtenir avec un seul doigt les indications réduites qu'il a obtenues avec la main et l'avant-bras tout entier. Cette recherche est encore en voie d'exécution, et nous regrettons de ne pouvoir y insister davantage.

Nous avons cherché dans ce premier chapitre à suivre l'évolution de la question des changements de volume des organes périphériques dans leurs rapports avec la circulation sanguine. Si nous voulons maintenant résumer en quelques lignes la revue historique un peu longue, qui précède, nous dirons que l'idée première des mouvements d'expansion et de resserrement des tissus circulaires revient

___

(1) Pour l'étude des méthodes relatives à la mesure de la pression chez l'homme, voir un article critique du professeur Lépine, dans la *Revue mensuelle de médecine et de chirurgie*, 1877.

à Piégu (1846), et qu'à sa suite, Chelius, Buisson, Fick, Mosso et François-Franck ont tour à tour étudié avec plus ou moins de détails la même question. Chelius, quoique n'ayant pas fait d'expériences suivies, a cependant eu le mérite d'imaginer un appareil très complet et surtout de désigner par les mots très expressifs de *sphygmographie volumétrique* la méthode d'exploration des pulsations totalisées ; cette dénomination nous paraît devoir être conservée à l'exclusion de toutes les autres et nous l'emploierons désormais dans le cours de ce travail. Buisson a fourni l'idée d'un bon appareil ; il a le premier inscrit les mouvements d'expansion et de resserrement de la main, mais n'a fait aucune expérience. Fick, quelques années plus tard, a parfaitement exposé le sens des indications fournies par les appareils à changements de volume ; il les a inscrites avec un flotteur en rapport direct avec la surface oscillante du liquide, mais ses recherches ne portent que sur un point restreint de la question, l'étude de la quantité de sang qui pénètre dans le segment de membre immergé à chaque expansion artérielle.

Mosso a le mérite d'avoir appliqué à la mesure des changements de calibre des vaisseaux le procédé physique du déplacement de l'eau par un corps immergé ; il a poursuivi avec une grande persévérance l'application de sa méthode, soit aux organes isolés soumis à une circulation artificielle, soit aux membres de l'homme lui-même : nous lui devons une grande partie des résultats expérimentaux qui seront exposés plus loin.

François-Franck, dont les recherches sont contemporaines de celles de Mosso, a étudié, avec l'appareil de Buisson modifié, les variations brusques du calibre des vaisseaux en rapport avec l'action du cœur et les variations plus lentes dues à l'influence de la respiration et des modifications de la contractilité vasculaire, il a combiné la méthode de l'exploration sphygmographique et celle de l'exploration volumétrique ; comme Mosso, il a fourni d'importants détails sur un grand nombre de points de la physiologie de la circulation et a pu faire d'intéressantes applications cliniques.

Ces deux derniers auteurs sont donc ceux qui ont le plus contribué au développement et à l'application physiologique et pratique de la méthode que nous proposons d'appeler désormais la *sphygmographie volumétrique*.

DEUXIÈME PARTIE

DESCRIPTION DES APPAREILS POUR L'EXPLORATION DES
CHANGEMENTS DE VOLUME. — TECHNIQUE.

Dans cette deuxième partie, nous donnerons seulement la description des appareils et leur mode d'emploi, réservant pour la troisième partie, l'exposé détaillé des résultats expérimentaux.

A. — *Appareil de Poiseuille pour mesurer la dilatation des artères à chaque systole du cœur* (1).

« Lorsque le cœur se contracte, dit Poiseuille, une ondée de sang est poussée dans le système artériel déjà plein de sang; les phénomènes qui suivent immédiatement la projection de cette ondée sont la dilatation des artères, une sorte de locomotion de tout le système artériel, par laquelle les courbures tendent à se redresser; ces phénomènes ne peuvent avoir lieu qu'aux dépens de la force avec laquelle l'ondée est lancée par le cœur; les causes d'affaiblissement, auxquelles on joint le frottement du sang contre les parois artérielles, étant d'autant plus prononcées qu'on s'éloigne davantage du cœur, une molécule du sang prise près du cœur devrait donc être mue par une force supérieure à celle d'une molécule plus éloignée de ce viscère. »

Mais cette force, d'après les expériences, ayant la même intensité dans tout le trajet artériel, Poiseuille a pensé qu'il fallait rechercher, dans l'action des parois des artères, ce qui pouvait compenser cette perte.

(1) Poiseuille. *Recherches sur l'action des artères dans la circulation artérielle.* In *Répertoire général d'Anatomie et de Physiologie pathologique*, dirigé par Breschet, 1829. t. VII, 1re partie, p. 149, et *Journal de Physiologie de Magendie*, t. IX, no 1, Janvier 1829, p. 44.

C'est dans ce but que Poiseuille a appliqué l'instrument dont nous lui empruntons le dessin.

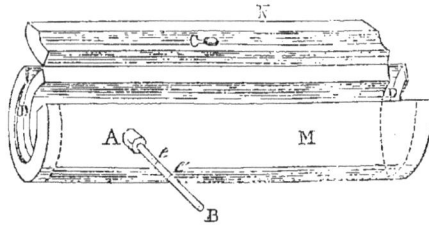

Fig. 1. — Appareil de Poiseuille pour mesurer la dilatation des artères.

DESCRIPTION DE LA FIGURE 1

M est un manchon de fer blanc de deux décimètres de longueur, et de trente-cinq millimètres de diamètre ; dans la surface convexe se trouve pratiquée une ouverture, qui occupe toute sa longueur, et qui est fermée par une sorte de porte N. Les extrémités du manchon présentent des sillons DD, fermés par deux plaques, distantes l'une de l'autre d'environ un centimètre, et échancrées à leur centre de manière à offrir un segment de cercle de 12 millimètres de diamètre.

La porte N supporte deux plaques dont les bords sont taillés circulairement, de telle sorte qu'étant fermée, ils concourent à former des cercles entiers avec des segments correspondants.

Cette porte N présente en son milieu un orifice circulaire C de deux centimètres de diamètre, et dont l'usage nous sera bientôt connu.

En un point de la surface du cylindre, est une ouverture de 0,020 millimètres de diamètre, destinée à admettre un bouchon de liége A recevant lui-même un petit tube de verre B de 3 millimètres de diamètre à l'intérieur. Une échelle graduée en millimètres y est fixée, le tube est presque horizontal.

On découvre la carotide primitive d'un cheval. On ouvre le cylindre et on place dedans l'artère, on ferme la porte. On coule dans chacun des sillons un mélange de suif et de cire, on clôt les joints que présente la porte. Par C, on introduit de l'eau à 36°. Une partie de cette eau pénètre dans le tube AB jusqu'en e; puis ce cylindre rempli d'eau, on ferme l'appareil ne contenant plus d'air.

L'on examine le tube, on voit l'eau changer de niveau, de e venir en e' et cela à chaque contraction du cœur. Dans cette expérience la distance des deux points e et e' était de 72 millimètres. Ainsi notre artère ayant 9 millimètres de diamètre, les 2 décimètres de longueur, par suite de leur dilatation à chaque contraction du cœur offraient une augmentation de volume égale à la solidité d'un cylindre dont la hauteur était e e' et dont le diamètre de la base était celui du petit tube AB de 3 millimètres.

Mais cette dilatation n'est pas très considérable ; aussi est-il très peu facile de la reconnaître à la seule inspection dans une artère même de très gros calibre, comme la carotide d'un cheval.

B. — *Appareils et expériences de Piégu.*

Piégu expose dans un premier chapitre plusieurs expériences qu'il a faites.

Il prend la jambe ou une portion de membre, et il l'enferme dans une boîte qu'il appelle une sorte de boîte crânienne. En cela, il reproduit pour ainsi dire l'expérience de Poiseuille, pour constater les effets de pression latérale subis par les grosses artères. Il adapte à cette boîte un tube analogue soit à celui de Poiseuille, soit à celui de Bourgougnon ; puis, il remplit l'appareil d'eau tiède. Tout étant bien assujetti, voici ce qu'on observe. La colonne de liquide s'élève et s'abaisse alternativement. La dépression du liquide est à son maximum dans l'inspiration, l'élévation est à son maximum dans l'expiration ; le passage de la dépression à l'élévation est marqué par une série de saccades exactement concordantes aux contractions du cœur ; les saccades de l'expiration accusées par une suite de mouvements de la colonne liquide vers le haut du tube ; celles de l'inspiration produites plus brusquement par une suite rapide de sauts descendants jusqu'à ce que le niveau soit arrivé à son point le plus bas. Généralement il y a de deux à quatre secousses ascendantes ou expiratoires et de une à trois secousses descendantes ou aspiratoires. C'est donc une oscillation double, composée d'une grande et d'une petite renfermées dans la grande.

L'amplitude de ces doubles oscillations est en rapport avec l'amplitude de la respiration.

Piégu dit que ces mouvements se manifestent avec un tube, en proportion de l'étendue des surfaces soumises à l'expérience.

Il fait pour cela une nouvelle expérience : il engage seulement le pouce, mêmes manifestations. Pour accentuer davantage les mouvements, il faut faire de grandes respirations.

(1) Piégu. *Note sur certains mouvements des membres sous la dépendance du cœur et de la respiration. Journal de l'Anatomie et de la Physiologie* de Robin, 1872, 8e année, p. 160.

« Voici une autre expérience, avec les mêmes résultats.

« On choisit pour expérimenter une partie de petite étendue de la surface d'un membre, en dehors du trajet des gros vaisseaux, la partie moyenne extérieure de l'avant-bras vers son tiers supérieur, la partie antérieure et moyenne de la cuisse, par exemple ; on enveloppe au niveau de ce point le membre, sur une longueur de 10 à 15 centimètres, d'un moule de plâtre épais avec un trou de 2 centimètres de diamètre correspondant au point déterminé. C'est pour ainsi dire un appareil inamovible fenêtré (et du reste on a remarqué des mouvements avec des appareils inamovibles fenêtrés, et cela depuis longtemps, mouvements qui ressemblent à ceux du cerveau.)

« Puis on pose l'appareil et on le leste convenablement, on remplit d'eau et on bouche avec un bouchon qui laisse traverser un tube de verre qui communique avec le liquide, toujours même manifestation. Les mouvements circulatoires sont cependant plus faibles. Mais cela se comprend à cause de l'exiguïté de la surface d'expérience. »

Piégu compare les résultats qu'il a obtenus et ceux de Bourgougnon, c'est identiquement la même chose. Il faut ajouter qu'avant de commencer ses expériences, Piégu connaissait parfaitement les travaux de Bourgougnon.

Toutes ces expériences, Piégu les avait faites en 1846, elles sont relatées dans la note de 1872, Piégu ne veut que rappeler les études qu'il a faites sur les mouvements des membres.

C. — *Appareils de Chelius* (1).

Appareil pour mesurer la force du courant sanguin. — Cet appareil (fig. 2) a le grand avantage d'être applicable à l'homme, tandis que celui de Poiseuille ne peut servir que dans les vivisections. Une boîte cylindrique en fer blanc pouvant recevoir un bras ou une jambe est munie d'un fin tube en verre ayant environ un pied de long. L'extrémité ouverte du cylindre est exactement close avec du mastic après introduction du bras ; puis l'appareil est rempli d'eau tiède par un orifice placé auprès de celui qui reçoit le tube de verre ; l'air s'échappe par ce dernier, et à un moment donné une petite colonne d'eau y monte peu à peu.

(1) Chelius. *Beiträge zur Vervollständigung der physikalischen Diagnostik, Vierteljahrschrift für die praktische Heilkunde herausgegeben von der med. Facult.*, in Prag. VII Jahrgang, 1850, B. XXII, S. 103.

On ferme l'orifice qui a servi à introduire l'eau ; aussitôt la colonne d'eau contenue dans le tube subit des ascensions systoliques, On peut apprécier de la sorte les variations dues à toutes les modifications dans le jeu de la pompe respiratoire : inspirations forcées expirations prolongées, etc...). Il est avantageux de maintenir l'appareil suspendu. Dans son travail, Chelius dit qu'il n'a encore expérimenté que sur des individus sains.

Au lieu du tube manométrique, on peut adapter au cylindre un petit appareil permettant d'utiliser l'impulsion du cœur pour faire circuler de l'eau dans une gouttière horizontale.

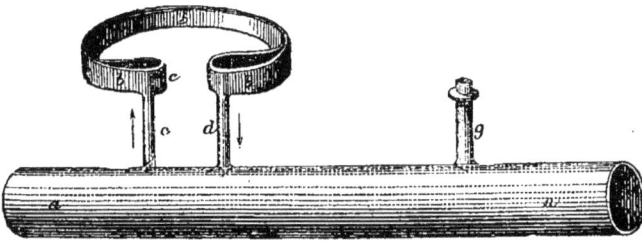

FIG. 2. — Appareil de Chelius pour « mesurer la force du courant sanguin ».

C'est cet appareil que représente, en réalité, la figure 2. *aa*, est le manchon cylindrique de fer-blanc, *b*, la gouttière curviligne (0m,01 de large), *c* et *d*, les tubes de communication entre la gouttière et le manchon ; à leur base, ces tubes sont munis chacun d'une soupape extrêmement légère et mobile. Ces soupapes permettent le passage de l'eau dans le sens de *c b*, *bbb*, *b d*, ainsi que l'indiquent les flèches. *g*, est l'orifice servant à remplir l'appareil. L'orifice (veineux) du tube *d* doit être plus grand que l'orifice (artériel) en *c*. Des particules légères d'une poudre quelconque mélangée à l'eau, permettent de suivre aisément les mouvements du liquide ; le temps que mettra un de ces grains à circuler d'une valvule à l'autre, servira de base d'appréciation pour comparer la propulsion sanguine dans les diverses régions.

La figure 3 représente une modification encore plus avantageuse peut-être : l'eau coule du réservoir *b* dans le

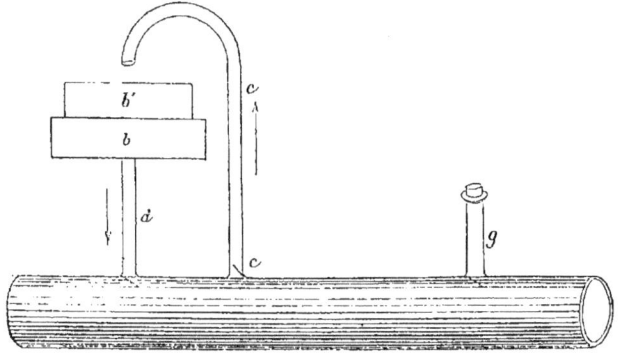

Fig. 3. — Modification de l'appareil de Chelius.

manchon ; à sa sortie par le tube recourbé *c*, elle est reçue dans un autre récipient *b'*. La disposition générale, analogue à la précédente, est facile à comprendre. On peut, par une cloison médiane, diviser *b'* en deux compartiments : l'un recevra l'eau pendant l'expiration, l'autre pendant l'inspiration.

D. — *Appareil de Buisson* (Expériences relatives à la pulsation artérielle et au mouvement du sang dans les artères) (1862).

Une petite cuvette[1] en métal, de forme circulaire, large de 4 à 5 centimètres, profonde d'environ 1 centimètre, est fermée supérieurement par une membrane de caoutchouc ; elle porte une tubulure latérale à laquelle s'adapte un tuyau en caoutchouc long de 1 à 2 mètres. L'autre extrémité de tuyau est fixée à la tubulure d'un entonnoir dont le pavillon est fermé par une membrane élastique. Un levier en bois, très léger, peut osciller autour d'un axe horizontal situé à 1 centimètre au-dessus de la membrane de la cuvette.

(1) Buisson. Thèse de Paris, 1862.

Il est articulé par un point voisin de son axe de rotation avec une petite rondelle de carton collée sur le milieu de cette membrane. L'extrémité libre du levier est constituée par une petite tige très flexible, taillée dans une plume d'oie.

Lorsqu'on enlève l'entonnoir de cet appareil enregistreur, et qu'on fait communiquer le tube en caoutchouc *avec l'intérieur d'une ventouse de Junod, on obtient le tracé de pulsations sensiblement analogues à celles de l'artère qui alimente le membre emprisonné dans la ventouse.*

Telle est l'idée essentielle de la méthode. On verra plus loin les modifications que lui a fait subir François-Franck.

E. — *Appareil de Fick.*

Nous empruntons au travail de Fick déjà cité, la description suivante de l'appareil qu'il a employé dans les recherches sur la vitesse du courant sanguin : Fig. 4.

« On met, dit-il, le bras dans un cylindre (de zinc et fer-blanc) qu'il occupe absolument ; la fermeture du haut du cylindre est complétée par un anneau de caoutchouc F de la largeur de la main environ, qui se lie exactement d'un côté au bras et de l'autre le long du bord du cylindre. Ce caoutchouc doit être naturellement assez fin pour ne pas exercer sur le bras une pression nuisible à la circulation du sang ; d'ailleurs une telle pression n'est pas nécessaire pour la fermeture exacte de l'appareil, parce que l'anneau de caoutchouc se met à la façon d'une ventouse, en ce sens que la pression intérieure du vase est plus basse que la pression atmosphérique. Le vase en fer-blanc a encore deux ouvertures pourvues de bords : l'une o est tournée en haut et c'est pour verser de l'eau ; l'autre o' est latérale, il s'y trouve un tube en verre M qui se recourbe en bas, prend la forme d'un U, puis de nouveau se recourbe en haut et est ouvert à son extrémité. Le diamètre de ce tube est d'environ 10 millimètres.

« Lorsque le bras est de niveau avec le vase et que le manchon de caoutchouc recouvre le bras, on verse par l'ouverture supérieure de l'eau d'une température convenable, et lorsque le vase est plein, on bouche l'ouverture avec un bouchon de liége. On met en outre une couronne en fer-blanc sur le bord libre du vase et l'espace circulaire qui existe entre lui et l'anneau de caoutchouc est rempli par de l'argile molle, de telle sorte que l'anneau de caoutchouc, à l'endroit où il passe librement sur l'espace intermédiaire entre le

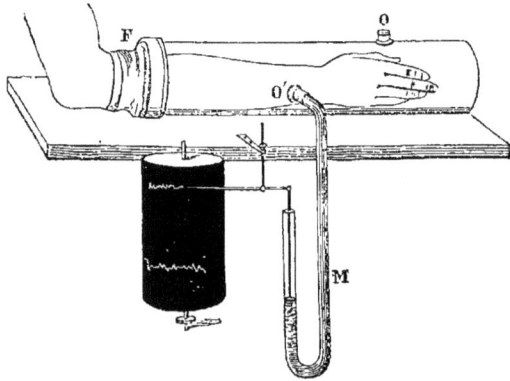

Fig. 4. — Appareil de Fick.

bras et le bord du vase, ne puisse vaciller. — Toutes ces manipulations peuvent facilement s'effectuer en moins de cinq minutes. On voit maintenant le niveau de l'eau dans le tube de verre ouvert faire des oscillations isochrones avec le pouls, et on peut remarquer sans grande difficulté un rhythme dicrote. On obtient très bien la moyenne du niveau de l'eau par de faibles mouvements du bras. Si par hasard le niveau était trop haut on retirerait le bras un peu en dehors du vase. On arrange la chose de telle sorte que la moyenne du niveau dans le tube est située plus bas que le vase, de telle sorte que la pression intérieure du vase est vaincue par la pression atmosphérique.

« Les oscillations de niveau donnent maintenant visiblement les oscillations du volume du bras, tant que celui-ci est entouré par le vase, et il n'est plus besoin que de les enregistrer; pour cela on se sert d'un flotteur léger placé sur le niveau, et qui marque ses mouvements au tambour du kymographion : il se compose d'une rondelle de liége d'environ 1 millimètre de haut, et dont le diamètre est un peu plus petit que le diamètre du tube de verre, de telle sorte qu'entre lui et la paroi du tube, il ne reste à peine qu'un espace capillaire. Dans cette rondelle de liége est planté perpendiculairement un mince bâtonnet de jonc d'environ 20 centimètres de longueur. Quelques centimètres au-dessus de la rondelle est adaptée au bâtonnet de jonc une fine aiguille à coudre dont la longueur est un peu plus petite que le diamètre du tube de verre. Quelques centimètres plus haut se trouve encore une seconde aiguille de même longueur, de telle sorte que les deux aiguilles se croisent perpendiculairement. Enfin quelques centimètres plus haut se trouve une aiguille parallèle à la première. Par ces 3 aiguilles le bâtonnet de jonc ne bouge pas, et cependant il peut être introduit dans le tube avec un faible frottement. Au sommet du bâtonnet qui dépasse le tube se trouve transversalement un autre bâtonnet plus court et aussi léger; à l'un des bouts il y a une petite pointe d'aiguille qui sert à marquer. Pour tenir cette pointe d'aiguille appliquée au tambour du kymographion, on se sert du mécanisme de Ludwig, à savoir : un léger plomb qui pend parallèlement à l'axe du tambour (1).

« Une fois que le tout est bien disposé, que le tambour du kymographion est recouvert d'une feuille de papier enfumé et est mis en marche, la pointe du flotteur y marque une courbe qui donne très fidèlement les oscillations du niveau de l'eau dans le tube. Quiconque a vu une fois cet essai ne pourrait découvrir avec la meilleure volonté du monde aucune trace d'oscillations propres au flotteur. Les oscillations du niveau de l'eau, de leur côté, correspondent forcément aussi aux changements de volume de la partie du bras qui plonge dans le vase, car les oscillations propres de la masse de l'eau qui est entourée de tous côtés de parois solides sont impossibles. »

F. — *Appareil de Mosso.* — *Description et mode d'emploi.*

Mosso, dans ses recherches sur les changements de calibre des vaisseaux dans des organes isolés soumis à une circulation artificielle de sang défibriné (1874), voy. troisième partie *Résultats expérimentaux*), avait déjà employé un appareil à changements de volumes très voisin de celui qui va être décrit et qu'il nomme le *Plethysmographe* (fig. 5)

(1) Voir la 2e édition de ma *Physique médicale*, p. 132.

4

Cet appareil se compose :

1º D'un cylindre en verre AB, posé sur une tablette E librement suspendue, long de 48 centimètres et de 8 à 10 centimètres de

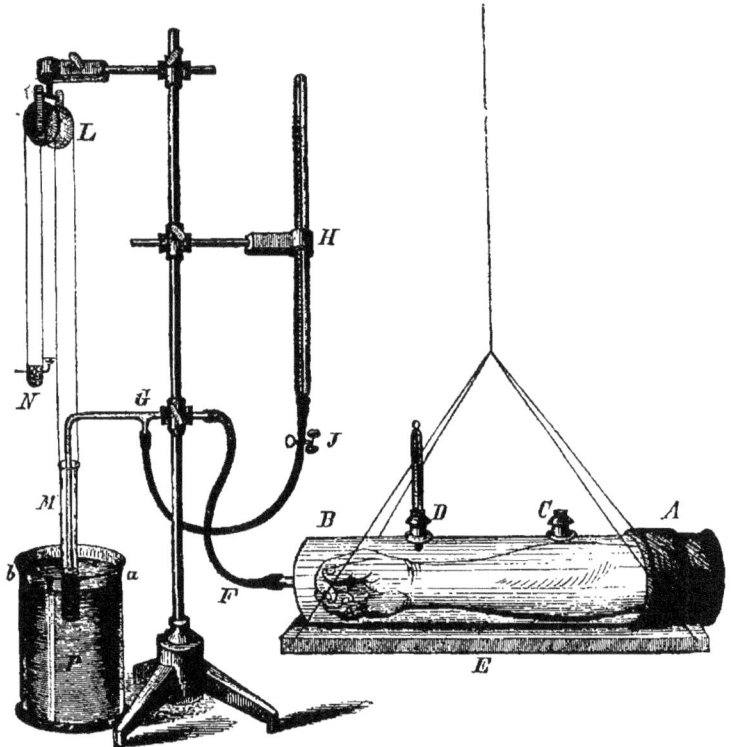

FIG. 5. — Appareil de Mosso. Plethysmographe.

diamètre, ouvert d'un côté et terminé de l'autre par un mince goulot. Il est pourvu de deux ouvertures CD qui servent à le remplir d'eau et à donner passage aux électrodes, quand on veut étudier l'influence des irritations électriques.

Ces ouvertures sont hermétiquement fermées par 2 bouchons, dont l'un donne passage à un thermomètre pour mesurer la température de l'eau dans le cylindre.

On introduit dans ce cylindre la main, l'avant-bras et le coude. Un anneau en caoutchouc assez épais, de la largeur de 8 centimètres et du diamètre de 7 à 9, ferme la cavité du cylindre en comprimant légèrement le bras près de l'articulation du coude. Cet anneau doit avoir une épaisseur suffisante pour ne pas céder facilement et osciller sous l'influence des petites augmentations de pression.

2° D'un instrument qui inscrit les mutations de volume de l'avant-bras, sans que la pression du liquide dans lequel il se trouve plongé soit changée. Une des extrémités du cylindre donne passage à un tube en caoutchouc F, de petit calibre qui s'abouche à un tuyau en verre G, lequel, en se recourbant à angle droit, descend jusqu'au niveau *ab* du liquide contenu dans le grand verre P. Ce rameau descendant est parfaitement vertical et fixé solidement sur un soutien en fer.

Une éprouvette M longue de 18 centimètres, à parois minces, est suspendue par deux fils de soie à une double poulie L, et tenue en équilibre par un contre-poids N, qui porte une plume à écrire, comme on l'emploie généralement pour écrire sur le papier du kymographion de Ludwig.

L'éprouvette M est suspendue de telle façon que le tuyau vertical en verre, dont on vient de parler ci-dessus, se trouve parfaitement dans son axe, et peut se mouvoir en haut et en bas, sans toucher le tuyau en verre qui se trouve au centre. On prévoit déjà que chaque augmentation de volume du membre déplacera une quantité d'eau proportionnelle à la valeur de la modification produite et inversement.

G. — *Appareil de François-Franck* (fig. 6).

« L'exploration des changements du volume des organes sous l'influence de la circulation peut s'opérer, dit M. François-Franck (1), dans les conditions les plus simples, à l'aide d'un appareil à déplacement, contenant l'organe ou le segment de membre en expérience, et de l'eau à la température ambiante.

« Un tube de petit calibre, ouvert en haut, étant branché verticalement à la partie supérieure du récipient principal, et constituant la seule communication avec l'air extérieur, on voit que chaque expansion du tissu vasculaire immergé, de la main par exemple, en rapport avec l'afflux du sang artériel, s'accompagne de l'ascension d'une certaine quantité d'eau dans le tube; que chaque retrait du tissu, déterminé par l'écoulement du sang à travers les vaisseaux veineux rappelle dans l'appareil la colonne oscillante. Ces oscillations alternatives affectent avec les différentes périodes de la révolution cardiaque les mêmes rapports que le pouls d'une

(1) François-Franck. Congrès de Nantes, 25 août 1875 ; *C. R. Acad. des sciences*, avril 1876 ; *C. R. des Travaux du Laboratoire* de M. Marey, 1876.

seule artère explorée dans la même région. C'est, qu'en effet, les oscillations de cette colonne liquide rendent sensible un phénomène imperceptible à l'exploration directe, les *variations de volume totalisées* des vaisseaux de petit calibre, la somme des dilatations et resserrements de ces vaisseaux que traduisent les changements de volume rythmés avec le cœur.

« En outre de ces oscillations de cause cardiaque, la colonne mobile du tube vertical présente des excursions plus étendues, plus lentes, combinées avec les premières. Ces grandes oscillations sont rythmées avec les mouvements respiratoires, et, en général, descendantes pendant l'inspiration, ascendantes pendant l'expiration.

« Voilà ce qu'on peut voir en plongeant la main dans un vase qu'on remplit d'eau, et dont la cavité ne communique avec l'extérieur que par un tube vertical de petit calibre : l'amplitude de l'oscillation est d'autant plus considérable que le diamètre de ce tube est plus étroit, et si l'on veut se contenter de suivre le sens des phénomènes, il est évidemment plus avantageux d'employer dans cette expérience un tube de faible diamètre ; mais cette amplification du mouvement ne s'obtient qu'au détriment de la précision.

« J'ai adopté l'appareil de Buisson en y ajoutant quelques modifications :

« Les oscillations produites dans le niveau du liquide ont été inscrites à distance, avec tous leurs détails, à l'aide de la transmission par l'air, en coiffant le tube vertical du bocal avec un tube de caoutchouc qui aboutissait à un tambour à levier inscripteur de Marey.

« Les modifications que j'ai apportées à l'appareil ont eu pour but de prévenir quelques causes d'erreur :

« 1° Les oscillations de la membrane de caoutchouc, à travers laquelle est engagé l'avant-bras, ont été supprimées. J'ai déprimé la plaque de caoutchouc avec un disque épais de gutta-percha fixé lui-même par une forte traverse en cuivre qu'assujettit au bocal un collier métallique à charnière. De cette façon, les déplacements du liquide dans l'intérieur du bocal se traduisent en totalité par les changements du niveau de la colonne d'eau dans le tube vertical, les oscillations de la membrane étant rendues impossibles.

« 2° Les oscillations propres du liquide déplacé dans le tube vertical ont été évitées avec soin.

« J'ai supprimé cette combinaison d'oscillations étrangères aux mouvements réels, en me servant d'un tube d'assez fort calibre, muni, au voisinage du bocal, d'une ampoule qui éteint les effets de la vitesse acquise, en permettant au liquide de s'étaler en surface.

« 3° Le membre a été maintenu dans un état de fixité aussi complète que possible.

« Cette fixité du membre peut être obtenue le plus sûrement et le plus commodément par la suspension de l'appareil, de préférence à l'aide d'un fort lien élastique. J'emploierai désormais ce procédé dû à Chelius, dont l'efficacité m'est aujourd'hui démontrée ; mais dans toutes mes expériences, je n'en ai point fait usage. Mon appareil incliné était soutenu latéralement, mon coude s'appuyait sur une tablette et ma main saisissait dans le bocal une barre de bois arrondie. J'obtenais ainsi une immobilité suffisante pour avoir des tracés purs de toute secousse musculaire, et quand par hasard un petit mouvement se produisait, je le reconnaissais à un brusque ressaut du graphique. »

L'appareil ainsi modifié est représenté dans la figure suivante (page 54).

L'appareil de François-Franck a été repris par Mosso qui lui a ajouté un flacon contenant de l'eau et communiquant avec la cavité du manchon de verre : ce flacon est destiné à maintenir dans l'appareil une pression constante. Il a désigné cet appareil sous un nom nouveau, celui d'*hydrosphygmographe*. Nous ne croyons pas devoir maintenir la distinction que Mosso veut admettre entre l'appareil de François-Franck et celui qu'il désigne sous le nom d'*hydrosphygmographe*. Franck avait fait subir à l'appareil de Buisson des transformations plus complètes, et cependant il ne l'a pas présenté comme nouveau en lui donnant un nom spécial. Nous croyons que ces différents appareils, si voisins les uns des autres par la construction, la fonction et le but qu'on se propose en les employant, doivent être tous désignés sous un même nom dont l'idée revient à Chelius, celui de *Sphygmographes volumétriques*.

Cette réserve faite, voici la description que donne Mosso : (1)

(1) Mosso. *Sulle variazioni locale del Polso*, etc. Torino, 1878, p 10 et suiv.

« J'ai essayé, dit Mosso, de transformer l'appareil de Franck en un sphygmographe à pression continue.

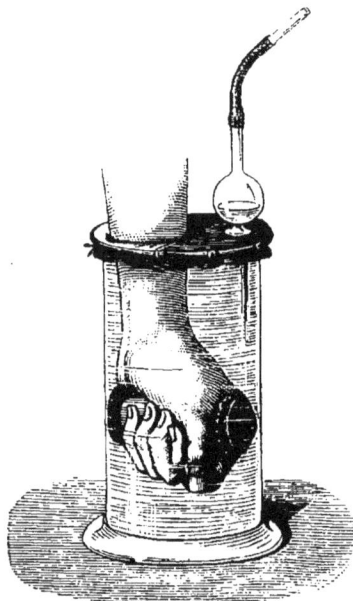

Fig. 6. — Appareil de François-Franck pour l'exploration des changements du volume de la main. — La membrane au travers de laquelle passe l'avant-bras est immobilisée par une plaque métallique ; dans le tube vertical muni d'une ampoule, s'opèrent les changement de niveau qui s'inscrivent à distance à l'aide de la transmission par l'air.

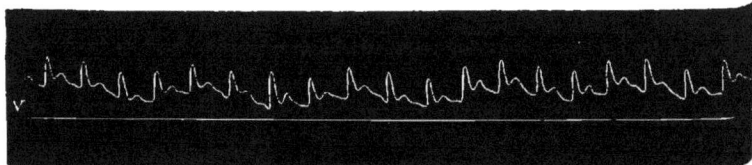

Fig. 7. — Tracé des changements du volume de la main obtenu avec l'appareil de François-Franck.

« Les recherches suivantes, bien qu'elles aient été faites au moyen d'un instrument analogue à celui que Franck a employé dans le laboratoire de Marey, s'en distinguent par le but différent dans lequel elles sont dirigées.

« En fait, tandis que Franck a examiné avec soin *les modifica-tions lentes du volume de la main*, que j'avais déjà étudiées dans

l'avant-bras, avec le pléthysmographe, et ne s'est pas occupé de
la forme du pouls. Dans ce travail, j'étudierai exclusivement les
modifications de volume plus rapides qui dépendent de la contraction du cœur et qui constituent le pouls de l'avant-bras ; je cher-
cherai à éviter, au contraire, que dans mes tracés ne se manifestent
les autres variations de volume plus grandes, ou plus lentes, qui
dépendent de la contraction ou du relâchement des vaisseaux, et
que nous ne pouvons enregistrer sans déformer la courbe du
pouls.

« Dans ce but, je me suis servi d'un cylindre de verre comme celui
que j'ai adopté pour mon pléthysmographe, avec une ouverture supérieure B et une inférieure C. J'introduis l'avant-bras dans le
cylindre, et je ferme celui-ci près du coude avec un manchon de
caoutchouc, comme je le fais pour le pléthysmographe (fig. 8).

« Je suspends l'appareil au plafond de la chambre, pour laisser
libres les mouvements du corps. Pour la suspension je me sers
d'une chaîne en fer H, dont les anneaux fixent l'appareil à une
hauteur voulue au moyen d'un petit crochet métallique. Je remplis
le cylindre avec de l'eau tiède jusqu'à la base de l'ouverture B,
large de $0^m,020$.

« A chaque contraction cardiaque, au moment où une ondée de
sang pénètre dans l'avant-bras, il se produit une augmentation de
volume qui élève le niveau de l'eau dans l'ouverture B. L'air, contenu dans cet espace, est alors légèrement comprimé, et par le
moyen d'un tube élastique G transmet alors chaque mouvement à
un tambour F, de Marey, qui inscrit avec le levier N chaque pulsation sur une feuille de papier enfumé et enroulé sur un cylindre
tournant. (Voy. *Appareil de Mosso*, p. 56.)

« J'ai déjà fait connaître, dans deux précédents travaux, qu'il
existe dans l'avant-bras de l'homme et dans le cerveau des resserrements des vaisseaux qui ont la plus grande ressemblance avec
les mouvements des artérioles décrits pour la première fois par
Schiff sur l'oreille du lapin. Pendant les variations de volume qui
correspondent à chaque changement d'état des vaisseaux dans
l'avant-bras, il est naturel que l'eau doit s'élever ou s'abaisser dans
l'ouverture B, et si ces mouvements des vaisseaux sont assez grands
ils pourront élever et abaisser la membrane du tambour d'une
assez grande quantité pour déformer les tracés que le levier écrit
sur le cylindre enfumé. »

Pour éviter cet inconvénient, Mosso a ajouté à l'appareil précédemment décrit *un appareil de compensation*.

« ..... Dans la majorité des cas, pour rendre moins compliquée l'expérience, j'adopterai, comme appareil de compensation, une bouteille en verre E, d'une capacité supérieure à un litre, qui, au moyen de l'ouverture inférieure I, communique avec l'eau du cylindre B C, dans lequel est plongé l'avant-bras. C'est le système de deux vases communiquants dans lesquels on peut faire varier à volonté le niveau du liquide, en élevant ou en abaissant la bouteille sur le montant qui la supporte. On dispose l'appareil de

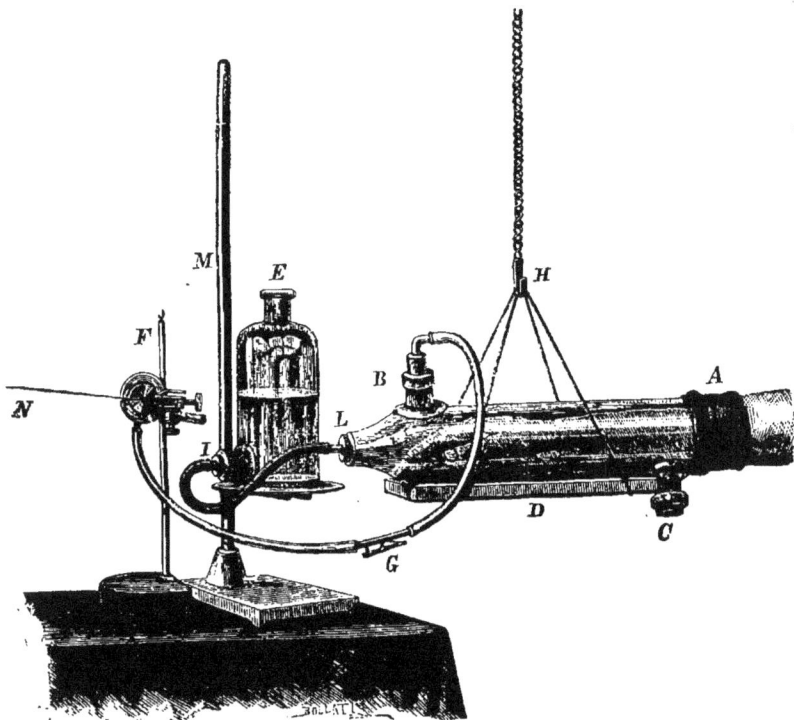

FIG. 8. — Appareil désigné par Mosso sous le nom de hydrosphygmographe.

manière à ce que le niveau du liquide, dans les deux vases, passe par la moitié de la hauteur de l'ouverture B du cylindre, de façon qu'à chaque augmentation du volume de l'avant-bras, il se produise une poussée de l'eau vers la bouteille E.

« Mais comme les plus grandes variations de volume ne dépassent pas 30 ou 40 centimètres cubes, ainsi il ne sera pas possible, attendu la grande surface de la bouteille, que l'eau s'élève notablement dans la tubulure B du cylindre. *Vice versa*, nous verrons compenser par un afflux d'eau dans le cylindre les changements de volumes qui se produisent pendant une contraction des vaisseaux. »

Mosso a eu l'heureuse idée d'appliquer simultanément cet appareil aux deux bras, et il a pu recueillir, en même temps, les courbes des changements rhythmiques de volume à droite et à gauche. Nous donnons ici deux tracés ainsi recueillis :

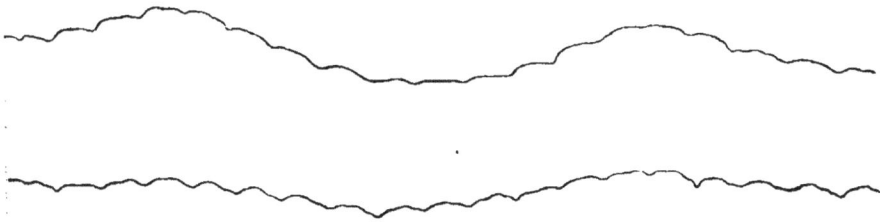

Fig. 9. — Double tracé des changements de volume du bras droit D et du bras gauche S recueillis simultanément.

En 1876, M. Marey exposa dans un mémoire sur la pression et la vitesse du sang (1), la méthode pour déterminer la valeur manométrique de la pression chez l'homme.

« Si, au lieu de comprimer un vaisseau sur un plan osseux, dit-il, on plonge ce vaisseau dans un milieu comprimé à une pression qu'on peut graduer, il est clair qu'en élevant peu à peu la pression du milieu ambiant, on arrivera à un moment où la pression intérieure sera vaincue. Le moment où se produira l'affaissement du vaisseau signalera l'instant où la pression ambiante, mesurable au manomètre, arrivera à dépasser la pression intra-artérielle.

« Ce procédé de mesurer une pression intérieure par une contre-pression extérieure, peut être appliqué à un organe vivant qu'on plonge dans le milieu comprimé. En élevant

(1) Marey. *Travaux du Laborat.*, 1876, p. 300 et suiv.

graduellement la contre-pression pendant qu'on la mesure avec un manomètre, on voit, à un moment donné, que le membre ainsi comprimé extérieurement devient pâle et diminue notablement de volume; c'est qu'alors la pression du sang artériel est surmontée et que le sang ne peut plus pénétrer dans l'organe exploré. »

Passant ensuite à l'application de cette théorie, M. Marey fait des expériences sur l'homme, dans les conditions physiologiques, à l'aide de l'appareil suivant :

Dans une caisse métallique, munie de deux tubulures et remplie d'eau, il introduit la main et l'avant-bras. Un double manchon de caoutchouc et de taffetas ferme hermétiquement l'orifice de la caisse autour de la partie supérieure de l'avant-bras. Par l'une des tubulures, la cavité de l'appareil est mise en rapport avec un réservoir d'eau qui peut être élevé à volonté ; on obtient ainsi une compression croissante à l'intérieure de la caisse, et pour éviter que le membre ne soit refoulé au dehors, une attelle rembourrée maintient le coude en place. Il s'agit maintenant de savoir à quel moment la contre-pression est suffisante pour faire équilibre à la pression artérielle.

Dans ce but, M. Marey fait communiquer la cavité du manchon métallique avec un manomètre élastique. Toutes les pulsations totalisées sont transmises au manomètre qui les enregistre sur un cylindre tournant par l'intermédiaire d'un tube de caoutchouc et d'un tambour à levier.

Ces variations de pression des vaisseaux du tissu immergé sont complétement supprimées, quand la contre-pression a atteint un chiffre suffisant pour surmonter la pression artérielle. (Voy. troisième partie: *Résultats expérimentaux*.)

TROISIÈME PARTIE

RÉSULTATS EXPÉRIMENTAUX

Nous n'insisterons pas ici sur l'interprétation des indications fournies par les appareils volumétriques, dans les conditions normales de la circulation : c'est un fait bien établi qu'avec les appareils à indications rapides (Piégu, Chelius, Buisson, Fick, Franck), on obtient l'expression des pulsations totalisées du tissu vasculaire combinées avec les courbes plus lentes dues aux influences respiratoires ; d'autre part, avec les appareils à indications continues, donnant les courbes des changements lents du calibre des vaisseaux (Mosso), on peut estimer la valeur absolue des variations dans la quantité du sang contenu dans un segment de membre immergé.

Ces points essentiels nous sont déjà connus (voir première partie). Nous n'avons à insister dans ce chapitre que sur la signification des modifications produites dans la circulation périphérique par des influences variées, directes, indirectes, générales ou locales, mécaniques, nerveuses, etc. Cependant, avant d'aborder l'exposé systématique des résultats obtenus en modifiant volontairement l'état de la circulation, nous devons reproduire ici les détails donnés par Fick lui-même « sur la rapidité du courant sanguin dans les artères ».

Nous citerons d'abord textuellement le passage dans lequel Fick développe les raisons pour lesquelles il croit pouvoir déduire la rapidité du courant sanguin de l'étude des courbes obtenues avec son appareil ; nous résumerons ensuite, aussi clairement que possible, ce long paragraphe que nous avons cru devoir citer en entier à cause de l'intérêt qu'il présente.

« Nous nous occupons maintenant, dit Fick (*loc. cit.*), de nos courbes pour apprendre quelque chose sur la rapidité du courant dans les artères. Notre courbe donne la variation de volume du bras dans le temps. Naturellement, nous n'avons à nous occuper ici que des changements de volume. On les reconnaît par la périodicité, qui, naturellement, correspond exactement avec le moment des battements du cœur. Nous prenons donc un morceau de la courbe dans laquelle les points les plus profondément situés de la surface des ondes se trouvent sensiblement sur le même niveau. Ceci est la preuve qu'à la fin de la révolution cardiaque, avant le commencement d'une nouvelle systole, le volume du bras est le même qu'au commencement. Ainsi donc, pendant la durée de la révolution cardiaque, il sort autant de sang du bras qu'il y en entre, c'est-à-dire que le courant sanguin était stationnaire, et qu'il n'y avait en jeu aucune autre cause de sens égal et de durée plus longue.

« Rattachons les considérations suivantes à un exemple concret. Sur la figure suivante la courbe tirée (*aa*) est grossie 10 fois. Comme il y avait 60 battements de cœur à la minute, toute la longueur du parallèle, qui est de 164 millimètres, correspond à 1 seconde, et 1 millimètre de la longueur du parallèle correspond à 0,0061″ (de seconde). Comme le tube de verre dans lequel le niveau baissait a une section transversale de 105 $^{m.c.}$,6, 1 millimètre de la hauteur de l'ordonnée de la courbe originale décrite par le flotteur, correspond à un changement volumétrique de 105 $^{m.c.}$,6 et 1 millimètre de la courbe grandie dix fois correspond par conséquent à un changement volumineux de 10^{mc},36. Le commencement de notre courbe correspond au moment qui suit un peu le commencement de la systole du cœur, c'est-à-dire au moment où la systole de l'artère axillaire devient manifeste. Maintenant le volume du bras augmente jusqu'au moment où il correspond à 35 millimètres du parallèle qui alors est en retard avec le point initial de 35 + 0,0061 = 0,21″. Toute l'augmentation de volume comporte environ 781 millimètres cubes qui correspondent à 74 millimètres de la longueur de l'ordonnée. En d'autres termes,

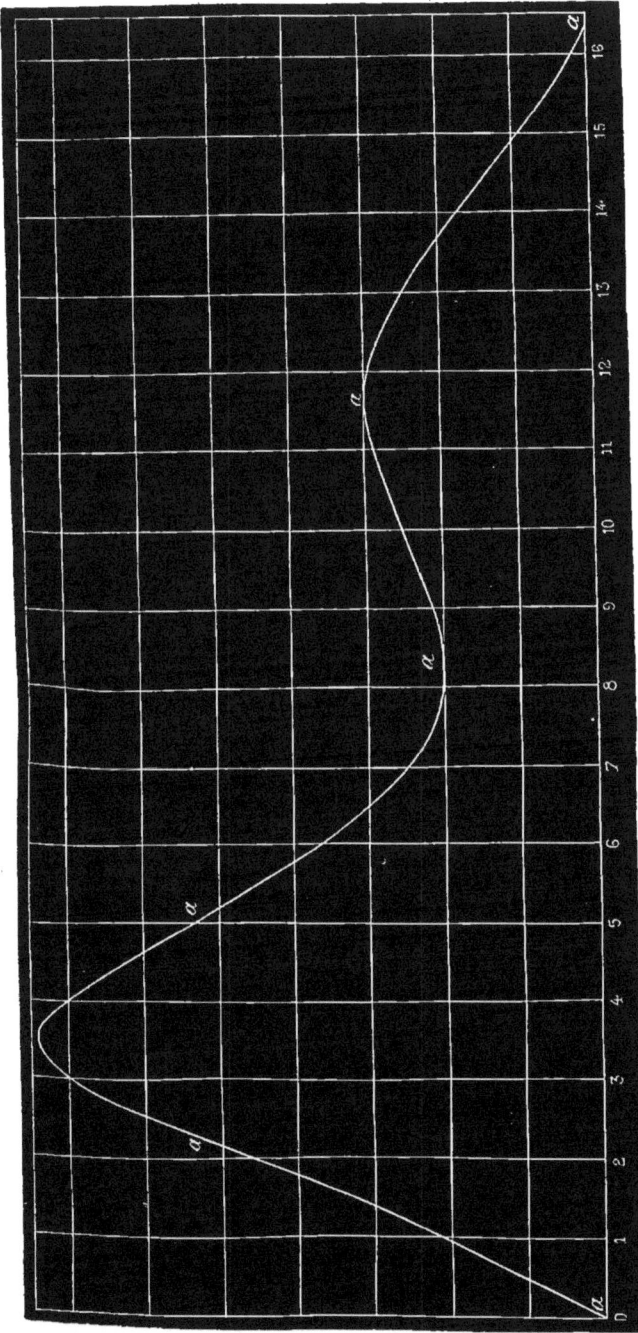

Fig 10. — Une pulsation totalisée de la main grandie dix fois (d'après Fick).

pendant 6,21'',781 millim. cubes de sang sont entrés dans la partie du bras enfermé de plus qu'il n'en est sorti. Le sang coule en dedans par la section transversale de toutes les artères qui franchissent la surface du bord du vase en fer-blanc. Parmi elles le tronc de l'artère axillaire est le plus puissant. Cependant toutes les autres sont également des branches de la même artère qui ne partent pas bien loin au-dessus d'elle. De là le sang sort par les veines correspondantes. Si donc nous prenons une section transversale de l'artère et de la veine axillaire un peu plus haut que la surface du bord de notre vase, nous pouvons admettre, sans grande chance d'erreur, que la différence de la quantité du sang qui franchit pendant un temps déterminé les deux sections correspond au changement volumétrique de la partie du bras immergé. S'il coule plus de sang pendant un temps déterminé dans la section transversale de l'artère qu'il n'en sort par la section de la veine, le volume augmente (notre courbe doit monter), comme dans les segments de 0 à 35 et de 82 à 118. Réciproquement, s'il coule moins de sang dans la section artérielle qu'il n'en sort par la section de la veine, le volume doit diminuer (la courbe baisse) comme dans les segments de 35 à 82 et de 118 à 164.

« Si nous remarquons maintenant que dans la section transversale de la veine axillaire il existe une vitesse constante, il est possible, d'après nos courbes volumétriques, de construire la courbe des changements de la force du courant dans l'artère axillaire, ou, autrement dit, de représenter une courbe dont les ordonnées donnent la différence de la force du courant dans l'artère axillaire de celle de la veine. En effet, si de notre courbe nous coupons des parties par deux ordonnées, qui ne s'écartent pas beaucoup d'une droite, nous pouvons donner en masses absolues combien la force du courant sanguin dans l'artère axillaire a, pendant le temps en question, dépassé celle de la veine. Le mieux, pour cela, est de prendre sur la courbe un point vertical où elle monte le plus haut ou descend le plus bas. Le premier point vertical est situé au-dessus du parallèle 15. Pour simplifier le calcul, considérons maintenant un morceau de la courbe des deux côtés de ce point et qui correspond à 1/20 de seconde.

Il se trouve donc, suivant les données indiquées, au-dessus de la longueur du parallèle de 8.2 millimètres et nous sommes obligés pour couper ce morceau de la courbe, de prendre une ordonnée à 15 — 4.1 = 10.9, l'autre à 15 + 4.1 = 19.1. Les points en question sont marqués sur la courbe de la figure. On voit sur la fig. 10 que la différence des deux ordonnées est de 21.5 millimètres, c'est-

à-dire que pendant le 1/20 *de seconde le volume du bras a augmenté*
de 21.5 × 10.56 = 227 *millimètres cubes ou il a coulé* 227 *millimètres*
de sang de plus par la section transversale de l'artère axillaire que
par la veine ou encore que la force du courant dans l'artère dépassait
celle de la veine d'une quantité telle que le courant sanguin artériel four-
nit dans 1/20 *de seconde* 227 *millimètres de plus que le courant veineux*,
on réduit à la seconde 4540 millimètres cubes de plus que le veineux.
Si nous acceptons maintenant pour la mesure de la force du courant
le nombre en centimèt. cubes, que le courant donnerait par seconde,
par la section transversale, nous pouvons dire, que dans le temps
indiqué, la différence de la force artérielle du courant et de la force
de la veine était de 4.5 centimètres cubes. Une des unités précédemment définies de la force du courant, nous voulons la représenter par un centimètre de la hauteur de l'ordonnée, c'est le point
α (alpha) (voir Tabl. III, fig. 8) qui est à 45 millimètres de haut au-
dessus du parallèle 15. C'est le premier point de la courbe cher-
chée. Le deuxième point se trouve au parallèle 35. Ici l'ordonnée
est évidente, c'est-à-dire que la différence du courant artériel et
veineux est zéro, car en ce moment la courbe volumétrique (aa...)
est parallèle à l'axe (du parallèle), c'est-à-dire le volume ne change
pas, c'est-à-dire que le courant dans l'artère et la veine est également fort. Pour la même raison à 82 et à 118 notre courbe doit
couper le parallèle, ou avoir une ordonnée qui est zéro. Les ordonnées de notre courbe sont les différences entre l'intensité du courant dans l'artère et l'intensité du courant dans la veine. *Mais comme*
la dernière est constante, notre courbe peut être considérée comme la
courbe de la force du courant ou comme la vitesse moyenne de l'artère
axillaire en fonction du temps. Malheureusement nous ne savons pas,
lorsque nous voulons les considérer de la sorte, où l'on doit poser
la ligne zéro. Notre courbe donne une image constante des changements de la force du courant dans l'artère pendant une révolution cardiaque, et elle donne la mesure absolue de ces changements. Par exemple, nous pouvons dire d'une façon très certaine,
que neuf secondes après le commencement de la période (cardiaque)
la force du courant était de 3 unités 9 dixièmes plus grande que
0.55 secondes après.

L'image que nous avons donnée de l'oscillation de la force du
courant artériel dans le temps s'accorde d'une façon remarquable
avec la description que donnent Chauveau, Bertolus et Laroyenne,
des changements de vitesse dans la carotide du cheval. Ces derniers
ont fait leur expérience avec un *hématoscope* d'une grande sensibilité.

Résumons maintenant en quelques lignes les données les plus importantes qui ressortent de l'examen attentif de la longue citation précédente.

Fick considère la sphygmographie volumétrique comme capable de renseigner sur la vitesse du sang.

L'auteur indique d'abord la surface de section du tube volumétrique et la valeur en millimètres cubes correspondant à un millimètre d'élévation de la courbe. Il indique que sa courbe est amplifiée dix fois, détail accessoire.

Cela posé, la hauteur maximum de soulèvement de la courbe exprime une augmentation d'un certain nombre de millimètres cubes. Mais comme pendant la pénétration du sang artériel, il s'écoule par la veine un certain volume de sang qui atténue les effets de l'afflux, Fick formule ainsi la signification de la hauteur de la courbe : *l'excès de l'afflux sur l'écoulement.*

Peut-on estimer la valeur du liquide écoulé pendant l'afflux ? Oui, dit Fick, si l'on admet que l'écoulement veineux soit uniforme : alors il suffit de mesurer la durée de la période ascendante de la courbe par rapport à la durée totale, et d'assigner à l'écoulement une valeur qui serait en rapport avec le sang qui pénètre, ce qu'est le temps de la pénétration par rapport à la durée totale (communiqué par François-Franck).

Dans l'exposé méthodique des résultats expérimentaux, nous reproduirons l'ordre adopté par François-Franck dans son mémoire de 1876 : chaque résultat sera succinctement indiqué et chaque résumé sera suivi du nom de l'auteur.

François-Franck divise les résultats obtenus en soumettant la circulation périphérique à des influences variées en trois catégories :

§ 1. Phénomènes circulatoires produits par des influences mécaniques.

§ 2. Phénomènes déterminés par l'influence du système nerveux.

§ 3. Phénomènes soumis aux influences respiratoires. Nous y joindrons § 4 les effets des substances toxiques et médicamenteuses et § V les phénomènes circulatoires produits par une contrepression croissante exercée sur les tissus vasculaires (Marey).

§ 1. — PHÉNOMÈNES CIRCULATOIRES PRODUITS PAR DES INFLUENCES MÉCANIQUES.

A. *Compression et décompression de l'artère du membre dont on étudie les changements de volume.*

« La main et l'avant-bras étant dans l'appareil, on comprime l'humérale au pli du coude. Quand l'effacement de l'artère est complet, le sang n'arrive plus que par des voies collatérales étroites, et la partie du membre immergé se vide par les veines restées libres du sang qu'elle contenait. Aussi voit-on les pulsations disparaître de la ligne du tracé et cette ligne s'abaisser graduellement jusqu'à un niveau qui représente la diminution de volume maximum. Ce niveau reste à peu près constant jusqu'à ce qu'on cesse la compression.

« Le cercle anastomotique du pli du coude suffit, *dès les premiers instants de la compression,* pour ramener une petite quantité de sang dans les parties qui n'en reçoivent plus par la voie principale. Mais cet afflux artériel n'est que de minime importance eu égard à la facilité de l'écoulement veineux.

« Cette arrivée du sang par les voies collatérales est complétement supprimée dans les expériences où, au lieu de comprimer l'humérale au pli du coude, on comprime l'axillaire : la dilatation des collatérales se fût certainement produite si l'expérience eût été assez longtemps prolongée, et on aurait pu assister à l'apparition graduelle des pulsations totalisées grâce à l'afflux sanguin par les petites branches artérielles graduellement dilatées (Franck).

« Quand on cesse la compression de l'humérale, le sang artériel afflue brusquement dans l'extrémité du membre et on voit pendant quelques instants la main et l'avant-bras présenter un volume beaucoup plus considérable qu'avant la compression (Mosso-Franck). A quoi tient cette distension exagérée ? Les vaisseaux artériels affaissés pendant la compression se sont évidemment laissés distendre plus que de coutume par le sang qu'ils recevaient ; cette dilatation excessive semble avoir sa cause dans le défaut de tonicité des parois artérielles soustraites pendant quelques instants à la pression intérieure à laquelle elles se retrouvent brusquement soumises après la cessation de la compression. (F.) Peut-être aussi l'obstacle à la circulation artérielle altère-t-il rapidement la nutrition des vaisseaux. On modifierait ainsi l'élasticité et la contractilité de leurs parois, et par suite, quand on rétablit le courant, sous l'influence de la pression primitive, il se produirait une dilatation notable des vaisseaux et une augmentation de volume qui disparaît bientôt parce que les vaisseaux reprennent leur forme primitive ? (M).

B. — *Compression et décompression veineuses.*

« Pendant que la compression veineuse se produit par la constriction graduelle d'un lien circulaire placé autour du bras comme le bandage de la saignée, les veines émettent une quantité de sang de plus en plus faible jusqu'à ce que le retour du sang soit complétement entravé. A mesure que s'opère la compression, on voit d'autre part le volume de la main augmenter par saccades correspondant aux afflux artériels. Chacune de ces augmentations de volume devient de moins en moins importante. Cela tient à ce que le sang qui arrive par l'artère, trouvant dans le membre une pression progressivement croissante, y pénètre de moins en moins abondamment, de telle sorte que la ligne d'ensemble du tracé représente un escalier dont les degrés seraient de moins en moins élevés.

« Les phénomènes qui suivent la décompression sont différents, suivant qu'on relâche d'un seul coup le lien constricteur ou qu'on le desserre graduellement.

« On voit, dans le premier cas, s'opérer avec rapidité le dégonflement de la région : la grande élévation de pression dans la main et l'avant-bras, détermine une élévation veineuse considérable, et les veines de la racine du membre, ne présentant à ce moment qu'une très faible pression, reçoivent, du fait de cette différence énorme, une grande quantité de sang en un instant très court.

« Mais pour être rapide, ce dégonflement de la main n'est cependant pas complet : le membre conserve, après qu'on a desserré la ligature, un volume supérieur à celui qu'il présentait avant la compression... Cette dilatation vasculaire persistante serait due à la fatigue des muscles des vaisseaux, à une perte momentanée de leur tonicité normale.

« Dans le cas de décompression veineuse *graduelle*, la chute est moins brusque et s'opère par secondes. Ce phénomène s'explique de lui-même, puisqu'on modère l'écoulement veineux en n'enlevant que par degrés l'obstacle qui lui était opposé.

**C. — *Effets de la compression des artères du membre infé-
rieur sur le volume de la main.***

La suppression d'un département vasculaire, important
comme celui des membres inférieurs, provoque nécessairement l'accumulation d'une plus grande quantité de sang
dans les tissus dont les vaisseaux restent perméables, et
la main subit, comme les autres régions, un accroisse-
ment de volume.

« ... Il n'y a pas, du reste, que l'occlusion des artères
fémorales à invoquer pour expliquer le fait de l'augmentation du volume de la main à la suite de leur compression...
Il faut compter de plus avec l'évacuation graduelle du sang
veineux des membres inférieurs. Le déversement de ce
sang dans la circulation générale vient augmenter la quantité de liquide à répartir entre les différents tissus. Il y a
donc deux phases, deux périodes théoriquement distinctes
dans le phénomène consécutif à la compression des artères
fémorales ; mais à l'exploration des changements du volume
de la main, ces deux périodes sont nécessairement confon-
dues en un seul phénomène, l'augmentation de volume qui
en est la résultante.

« Comme réciproque, on peut s'assurer que le retour à la
perméabilité des réseaux artériels des membres inférieurs,
détournant une quantité notable du sang contenu dans les
autres vaisseaux, amène dans le membre supérieur exploré
une notable diminution de volume.

« Il faut même noter qu'après la cessation de la compression fémorale, le volume de la main tombe au-dessous de la
valeur qu'il présentait au début de l'expérience. Il semble
que les vaisseaux des membres inférieurs admettent, après

avoir été quelque temps soustraits à la circulation, une plus grande quantité de sang que d'habitude.

« Ce fait n'a, du reste, rien qui puisse surprendre quand on le rapproche du phénomène analogue constaté pour les vaisseaux du membre supérieur : nous avons déjà vu, en effet, qu'après la compression de l'artère humérale, les vaisseaux de la main restent quelque temps plus dilatés qu'auparavant. » (Franck.)

C'. — Effets de la compression d'une artère humérale sur le volume du bras opposé.

Mosso a remarqué avec le pléthysmographe que quand il cessait de comprimer l'humérale d'un côté, il voyait diminuer le volume du bras du côté opposé. « Je ne puis, dit-il, indiquer avec certitude la cause de ce phénomène : il y a cependant deux causes possibles que je ne veux pas passer sous silence. La première est que la douleur produite par la compression de l'artère, laquelle se fait précisément sentir plus vive vers la fin de l'expérience, quand la compression dure depuis plus d'une minute, suffit à produire une contraction réflexe des vaisseaux. La seconde cause, bien que moins probable, ne mérite pas moins d'être prise en considération, depuis que j'ai montré, dans un précédent travail, combien sont sensibles les vaisseaux même extirpés du corps pour chaque changement dans la composition du sang. Pendant la compression de l'artère humérale, le sang qui reste dans les vaisseaux de l'avant-bras doit s'enrichir en peu de temps, non-seulement d'acide carbonique, mais aussi des produits d'échange de la matière des tissus. Au rétablissement de la circulation, il y aura donc une première ondée de sang veineux plus impure que d'habitude qui se répandra dans la circulation, et le système vasculaire étant très sensible pour tout ce qui a trait à sa nutrition, il n'est pas du tout improbable qu'il réagisse par une contraction à cette injection temporaire de sang plus veineux (Mosso, *Sopra un nuovo metodo*, etc., p. 58).

Ce phénomène que Franck considère comme d'ordre purement mécanique (la dérivation du sang vers le membre dont on vient de décomprimer l'artère), est donc considéré par Mosso comme d'ordre chimique ou nerveux. Le réflexe pourrait à la rigueur être admis, mais l'action propre du sang surchargé de principes anormaux ne me paraît guère vraisemblable. Ce sang veineux revenant du membre dont on a comprimé l'artère va au cœur droit, se mélange avec le sang veineux général, traverse le poumon où il se débarrasse de son excès d'acide carbonique, et se trouve ensuite réparti dans la masse générale : il serait bien extraordinaire qu'il y eut ensuite dans le sang une quantité de matériaux de déchet suffisante pour produire une contraction vasculaire... L'acide carbonique, en excès, a disparu dans le poumon, ce n'est donc pas lui qu'on pourrait mettre en cause. L'explication de Mosso ne nous paraît donc point acceptable.

D. — *Effets de l'élévation d'un bras sur le volume du bras opposé.*

« On sait que quand on élève verticalement un membre, la pression sanguine baisse considérablement dans ce membre : d'une part, en effet, le sang artériel y pénètre moins facilement, ayant à lutter contre la pesanteur ; d'autre part, le retour du sang veineux est facilité par cette même cause.

« Dès lors, sous l'influence de l'élévation d'un membre

supérieur, les autres régions vont se trouver par rapport à leur circulation, dans des conditions analogues à celles où nous les avons vues déjà pendant la compression des fémorales.

« ... L'élévation d'un membre supérieur ne produit d'effets marqués sur le volume du membre supérieur du côté opposé qu'à partir du moment où elle est complète.

« Inversement, l'abaissement d'un membre supérieur produit le gonflement de ce membre et la diminution de volume du membre opposé. » (Franck, *loc. cit.*, 36.)

E. — *Effets des changements de position des membres inférieurs sur le volume des membres supérieurs.*

« Voulant étudier les variations que subit le volume de l'avant-bras quand le corps, étant en position horizontale, on abaisse les jambes ou on les place au-dessous ou au-dessus du plan du corps, j'ai institué les expériences suivantes sur un domestique.

« C'était un homme de 35 ans, que, malgré les callosités développées de ses mains, j'avais choisi pour des recherches hydrauliques à cause de l'insensibilité peu commune de son système vasculaire, et de l'absence presque absolue de mouvements propres de ses vaisseaux sous l'influence des causes morales qui, chez mes amis, rendaient ces mouvements trop sensibles.

« Après l'avoir fait coucher en supination sur une table avec la tête légèrement élevée, j'introduisis son bras droit dans le cylindre du pléthysmographe, et je mis tout en ordre pour l'expérience. La table sur laquelle il était étendu était construite de telle façon, qu'une partie pouvait s'abaisser au niveau de l'articulation du genou, et une autre charnière près du bassin permettait d'élever la jambe et la cuisse. Un grand support en fer qui portait une échelle centimétrique, servait à fixer les jambes dans la position voulue par rapport au plan horizontal du tronc.

« ... D'après les résultats obtenus dans ces expériences, nous remarquons qu'en abaissant les jambes, on produit une diminution de volume de l'avant-bras, qui disparaît quand on replace les jambes dans la position horizontale. Ce dernier fait démontre que nous avions là un phénomène purement hydraulique indépendant de toute contraction vasculaire. » (Mosso, *loc. cit.*, p. 59.)

E'. — *Effets de l'appel du sang dans un membre inférieur par la ventouse de Junod.*

« Quand on enferme un membre inférieur dans la ventouse de Junod et qu'après avoir recueilli pendant quelques instants les variations normales du volume de la main, on raréfie rapidement l'air contenu dans la ventouse, on voit la ligne d'ensemble des pulsations de la main s'abaisser considérablement.

« Cette dérivation considérable et rapide détermine, du côté des autres organes, des phénomènes d'anémie de tous points comparables à ceux que nous observons à la main : la pâleur de la face, le vertige, etc., témoignent de l'anémie céphalique, tout comme la diminution du volume de la main témoigne de la moindre quantité de sang reçue dans les vaisseaux.

« La rentrée de l'air dans la botte ne s'opérant que lentement, l'effet de la restitution de la pression atmosphérique sur la circulation du membre inférieur et consécutivement sur celle des autres régions est lent à se produire. Mais cette contre-épreuve établit cependant le mécanisme par lequel l'aspiration exercée sur le membre enfermé dans la ventouse de Junod avait agi sur la circulation de la main et sur la circulation en général. » (Franck, *loc. cit.*, p. 34.)

Les effets obtenus dans ces expériences sont évidemment de même sens que ceux qu'a obtenus Mosso en abaissant les jambes du sujet ; ils sont seulement plus accusés.

F. — *Effets de l'ischémie artificielle d'un membre, obtenus avec l'appareil de Silvestri-Esmarch.*

« L'avant-bras et la main semblent diminuer de volume quand ils sont en état d'ischémie, et nous avions déjà pris les mesures de changement de volume, quand Mosso, dans son travail sur le pouls, parmi les faits relatés importants, nous donna ses observations faites sur ce sujet.

« Dans nos recherches, nous introduisions la main et l'avant-bras dans l'appareil de verre, qui nous avait servi pour l'étude de la transpiration cutanée de l'acide carbonique chez l'homme.

« Après avoir produit l'ischémie dans l'avant-bras et la main, on les introduit dans l'appareil qu'on tient dans une direction horizontale. Quand le récipient en verre est plein de liquide, on fait cesser l'ischémie de l'avant-bras et de la main, en déliant le tube de caoutchouc qui entoure l'épaule. Un afflux de sang pénètre dans le membre, et de l'ouverture étroite sort un volume d'eau qui est en rapport avec la quantité de sang qui est rentrée dans l'avant-bras et dans la main.

« On avait l'habitude de mesurer d'une autre façon. Ayant introduit la main et l'avant-bras ischémiques dans le cylindre de verre, on observait la quantité d'eau qui était nécessaire pour le remplir complétement. En répétant ensuite cette expérience avec la même main et l'avant bras dans les conditions normales, la différence des deux volumes d'eau, qui était nécessaire pour remplir l'appareil, nous a indiqué le rapport de volume qui existait à la main et à l'avant-bras en état d'ischémie et à l'état physiologique.

« La moyenne de ces expériences, faite sur l'avant-bras et sur les mains droite et gauche de notre sujet, nous fait connaître que l'avant-bras et la main ischémiques déplacent 72 centimètres cubes d'eau à 30°,35 centigrades, en moins que l'avant-bras et la main dans les conditions normales. » (Fubini, *Annotazioni sopra Esperienze fatte coll' ischemia artificiale.* Torino, 1878, p. 5 et 6.)

De ces expériences, Fubini conclut que la main et l'avant-bras ischémiques peuvent contenir environ 72 centimètres cubes de sang de moins que la main et l'avant-bras dans les conditions normales. Ce chiffre n'est-il pas un peu trop élevé? Correspond-il réellement à la quantité de sang soustraite au membre par la bande d'Esmarch? Nous pensons que la valeur indiquée est un peu exagérée, et cela pour la raison suivante : Quand les artères ont été évacuées et sont restées affaissées un instant, elles résistent moins que dans les conditions normales à la pression intérieure, et, dès lors, elles peuvent admettre une plus grande quantité de sang quand on enlève le bandage compresseur qui retenait le sang au-dessus du coude. Les expériences déjà relatées de Franck et de Mosso montrent bien en effet que les vaisseaux désaccoutumés de leur pression intérieure (F) ou altérés dans leur nutrition (M) se laissent ensuite plus facilement distendre.

G. — *Quelques effets de l'air comprimé sur la circulation du sang.*

(Le sujet en expérience est enfermé dans la chambre à air comprimé, et son bras est introduit au préalable dans l'appareil à changements de volume.)

« L'élévation rapide de la pression semble produire au commencement une augmentation du volume de l'avant-bras : Ce rapport n'est cependant pas constant... Pour le moment, on peut dire seulement que l'augmentation rapide de la pression modifie le niveau de la courbe du pléthysmographe.

« Dans la période d'abaissement de la pression, on observe dans les deux expériences qui ont été faites une diminution très notable du volume de l'avant-bras... La quantité du sang contenue en moins dans l'avant-bras quand on revient à la pression barométrique ordinaire, est de 19 centimètres cubes pour la première expérience et de 18 environ pour la seconde.

« ... En général, quand à l'abaissement de la pression succède une forte diminution du volume de l'avant-bras, les mouvements spontanés des vaisseaux sont moins prononcés.

« A peine la pression barométrique ordinaire est-elle rétablie, qu'il se produit une rapide augmentation du volume de l'avant-bras, qui revient à sa valeur initiale. » (Mosso, *Sull' Azione fisiol. dell' aria compresse.* Ac. d. sc. di Torino, juin 1877.)

L'auteur ne considère pas ces différents phénomènes comme d'origine purement mécanique et, contre l'opinion de Vivenot, se range à l'opinion émise par P. Bert, qu'il s'agit d'influences exclusivement chimiques, du moins si l'on fait abstraction des décompressions très rapides et très fortes. (P. Bert, *C. R.*, Acad. d. sciences, 1874, t. LXVIII, p. 911.)

§ 2. — PHÉNOMÈNES VASCULAIRES DÉTERMINÉS PAR DES INFLUENCES NERVEUSES.

A. *Mouvements des vaisseaux qui accompagnent les émotions et l'activité du cerveau. (Mosso, sopra un nuovo metodo, etc.)*

Mosso rapporte que pendant ses expériences faites à Leipsick, la présence de son maître le professeur Ludwig, produisit en lui une émotion qu'il vit se traduire par un resserrement des vaisseaux de la main et de l'avant-bras, immergés dans son appareil à déplacement.

P. 23... « Nous vîmes, au moment où entra le professeur Ludwig dans la chambre, la respiration s'arrêter un instant et reprendre ensuite plus accélérée pour revenir peu après à son rhythme initial. En même temps, diminua le volume de chaque avant-bras, d'environ 6 centimètres cubes. »

P. 25... « L'activité du cerveau se reflète aussi vivement que toutes les émotions sur le système vasculaire. Des nombreux exemples, que je pourrais rapporter, je citerai seulement quelques tracés de la contraction produite en multipliant, de tête, deux nombres l'un par l'autre. J'ai presque toujours choisi, pour cette expérience, une opération arithmétique, parce qu'en outre de ce qu'il est possible de contraindre, de cette façon, l'esprit à un effort assez grand et qu'on peut graduer, il n'est pas nécessaire, pour résoudre un tel problème, de faire parler la personne soumise à l'expérience, ce qui donnerait déjà une modification de la respiration, et par suite, de l'état des vaisseaux.

« Des deux exemples que je rapporte, l'un a trait au docteur Frey, assez exercé au calcul, l'autre, au docteur Pagliani. Étant tous deux doués d'un tempérament excitable, il semble ressortir de la confrontation des deux courbes, que la contraction des vaisseaux est en quelque sorte proportionnelle à l'intensité de l'effort cérébral.

P. 27... « Cette grande sensibilité du système vasculaire, pour tous les mouvements de l'âme, rend quelques expériences extrêmement difficiles chez les personnes trop sensibles. »

B. *Influence des excitations électriques sur les vaisseaux sanguins.* (Mosso, *Loc. cit.*)

Pour rendre ces recherches aussi complètes que possible, l'auteur appliquait un pléthysmographe à chacune des extrémités supérieures.

P. 42... « De cette manière, dit-il, je réussissais assez commodément en écrivant les deux courbes l'une au-dessus de l'autre, à distinguer les mouvements des vaisseaux qui se produisent sous l'influence d'une cause générale, commune aux deux extrémités et probablement à tout l'organisme, de ceux qui sont purement locaux et qui sont dus à l'irritation ou à une contraction des muscles du bras.

P. 43... « La première chose qu'on observe, en irritant l'extrémité d'un côté, c'est qu'il s'écoule un certain temps, jusqu'à 5 ou 6 secondes, pour les excitations faibles, avant

qu'il ne se manifeste aucune contraction des vaisseaux...
Pour le moment je me contenterai de noter que la
contraction vasculaire du bras opposé pour les irritations
faibles ne se manifeste, plus tard, que du côté sur lequel
agissent les courants électriques et que la période latente
devient plus courte en opérant avec des excitations fortes.

— « On voit qu'il se produit des deux côtés une contraction de vaisseaux, peu après l'irritation, quoique au moment de la fermeture du courant la personne soumise à

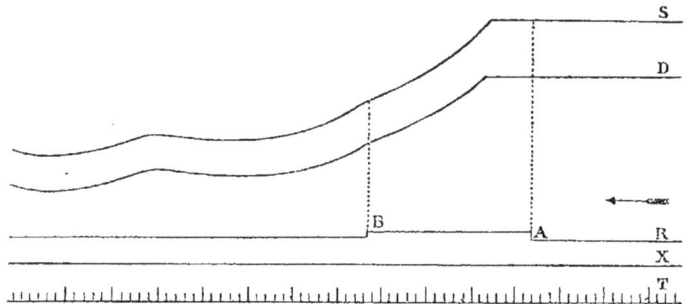

Fig. 11. — Modifications du volume des deux avant-bras à la suite d'une irritation électrique
de l'avant-bras gauche S. — L'irritation dure de A en B sans produire de douleur.
(Mosso.)

l'expérience n'éprouvât aucune douleur et ressentît seulement une sensation de fourmillement.

— « La figure précédente montre encore que le resserrement des vaisseaux augmente pendant quelques secondes,
bien que l'irritation ait déjà cessé en B. »

Nous nous contenterons d'avoir cité ce passage qui
montre bien que l'excitation électrique de la peau produit
un resserrement vasculaire du côté de l'excitation et du côté
opposé.

François-Franck ayant de son côté fait des expériences
analogues, qui ont fourni les mêmes résultats, nous lui em-

pruntons le passage de son mémoire, dans lequel il expose ses expériences.

« Je n'aborderai pas ici les effets produits sur la circulation vasculaire par les courants continus. Cette réserve m'a paru nécessaire en présence des assertions des auteurs qui ont attribué une action aux courants descendants, une action inverse aux courants ascendants, et cela, sans doute, d'après des examens détaillés et des observations fréquemment répétées.

« Comme je n'ai constaté, dans les expériences peu nombreuses que je fis sur ce sujet, qu'une action commune aux deux ordres de courants, le resserrement (du moins comme fait initial), je crois devoir subordonner mon opinion sur ce point à des recherches plus variées.¹

« J'ai étudié tout d'abord l'influence d'une série d'excitations induites assez faibles pour ne déterminer qu'une sensation légère de fourmillements dans le membre en expérience.

« Le tracé suivant est l'un des nombreux types recueillis dans ces recherches.

« On voit que les variations normales du volume de la main s'inscrivent avant et pendant l'excitation sur la même ligne, et que leur niveau ne commence à s'abaisser qu'un certain temps après que l'excitation induite a cessé.

« Il faut chercher à établir :

« 1° Que la diminution de volume constatée tient à un resserrement des vaisseaux provoqués par la faradisation ;

« 2° Que cette modification ne reconnaît pas d'autre cause.

« L'excitation induite que j'ai supposé provoquer le resserrement vasculaire pourrait agir sur les muscles striés et, déterminant leur contraction, amener ainsi l'expulsion du sang.

« Pour vérifier mon hypothèse, j'ai commencé par m'assurer que l'excitation dont j'avais fait usage ne pouvait provoquer la contraction musculaire.

« La main et l'avant-bras ont été soumis, en dehors de l'appareil à déplacement, à la même excitation, et aucune contraction ne s'est produite, comme j'ai pu m'en convaincre en appliquant sur divers groupes musculaires l'instrument explorateur du mouvement. (Myographe à transmission, modifié pour l'exploration des muscles chez l'homme.)

« Je n'ai pas constaté d'autre phénomène que celui de la chair de poule avec redressement des poils, et son apparition n'a fait que me confirmer dans l'idée que l'excitation, même faible, produit son action sur les muscles lisses.

« J'ai voulu établir de plus, que la contraction des muscles striés, toute modification circulatoire mise à part, n'était nullement capable de produire par elle-même la diminution de volume du membre.

« L'artère humérale, comprimée assez longtemps pour que la main se vide aussi complétement que possible du sang qu'elle contenait, j'excite l'ensemble des muscles de la main et de l'avant-bras avec des courants induits assez intenses. Quoique ces muscles restent contractés pendant toute la durée du passage des courants, le niveau initial du volume de la main ne change pas. Ce fait était à prévoir, maintes expériences ayant déjà démontré que le muscle en se raccourcissant ne change pas de volume, mais seulement de forme.

« Il est maintenant un détail de phénomène obtenu dans la diminution du volume de la main, après l'excitation induite, qui pourra nous bien assurer de la provenance vasculaire de ce retrait, c'est le retard de son moment d'apparition sur l'instant de l'excitation.

« En se reportant aux tracés obtenus dans ces expériences, on voit que le volume de la main ne commence à diminuer qu'un certain temps après que l'excitation indiquée par le signal a cessé. Ce temps correspond au *temps perdu* des muscles lisses sur lesquels j'ai déjà insisté à propos de l'action réflexe du froid. Il est de 2 1/2 à 3 secondes.

« Le phénomène, que ce temps perdu précède, offre ici encore les caractères d'un acte musculaire : c'est un processus ayant sa phase d'augment, sa phase d'état et sa phase de déclin.

« Ces derniers détails s'ajoutent aux remarques qui précèdent pour permettre cette conclusion : *que la diminution du volume de la main, qui survient après l'excitation induite de la peau est due à l'influence des nerfs* vaso-constricteurs *sur le calibre des vaisseaux.*

C. — *Effets du froid sur le calibre des vaisseaux.*
Actions directes et réflexes.

Nous venons de voir, dans la note empruntée à Mosso et dans celle qui a été extraite du mémoire de François-Franck,

que l'excitation électrique de la peau produit un resserrement vasculaire dans les deux membres supérieurs quoiqu'un seul d'entre eux ait été excité. Ces expériences soulè-
vent la question si importante des mouvements réflexes des
vaisseaux : nous allons résumer brièvement les expériences
qui nous paraissent mettre hors de doute la réalité de ces
actions réflexes, non plus sous l'influence des excitations
constantes électriques, mais à la suite de l'application passagère du froid sur la peau. Nous trouvons la question
traitée avec assez de détails dans le travail de M. François-
Franck et nous lui empruntons les quelques pages qu'il
y consacre.

« La réalité des réflexes des nerfs sensibles sur les nerfs vasculaires ne me semble pas douteuse ; si l'on se borne à observer l'effet
du resserrement vasculaire : la diminution du volume de la main
gauche, pendant qu'on soumet un instant la main droite à l'influence du froid.

« Le fait n'est pas contestable, son interprétation seule peut
prêter à la discussion ; mais, comme je vais essayer de l'établir, le
réflexe vasculaire rend bien compte du phénomène, et ce mécanisme étant démontré pour l'expérience de l'effet croisé, me semble devoir être admis pour l'expérience de l'effet direct.

« La main gauche étant placée dans l'appareil, on recueille le
tracé des changements de volume. On voit, dans la première partie
du tracé, le niveau général des pulsations s'inscrire au-dessus de la
ligne horizontale qui sert de repère. Un morceau de glace est appliqué sur la main droite, et l'on voit, au bout de trois secondes,
diminuer le volume de la main gauche. Cette diminution de volume
s'accentue peu à peu, atteint un certain niveau, puis diminue
progressivement, au bout d'une minute la main a repris son
volume naturel.

« Si l'on veut bien rapprocher cette expérience de celle dans
laquelle un morceau de glace étant appliqué sur la peau de l'avant-
bras du côté immergé, on notait les mêmes phénomènes, on verra
tout de suite que la marche en est la même.

« Du reste, le mécanisme de l'effet vasculaire croisé a besoin
d'être étudié de près, car avant d'admettre un effet réflexe des

6

nerfs sensibles d'une main sur les nerfs vasculaires de la main opposée, on doit successivement éliminer deux hypothèses possibles :

« 1° Le refroidissement du sang par l'application de la glace à la surface d'une main ;

« 2° L'effet produit sur le cœur par cette impression périphérique.

« 1° Ce n'est pas le refroidissement du sang lui-même ou l'application d'un morceau de glace sur la main droite, qui détermine le resserrement vasculaire de la main opposée. On constate, en effet, la diminution du volume de la main gauche, quand on ne fait que toucher pendant une seconde la peau du dos de la main droite, avec un morceau de glace : ce simple contact, tout bref qu'il soit, incapable de refroidir le sang d'une manière notable, est suffisant, et au delà pour déterminer une impression sur les filets nerveux cutanés de la main soumise à l'action du froid.

« Quant au phénomène observé par Brown-Séquard et Tholozan, l'abaissement de la température dans la main opposée à celle qu'on refroidissait, il n'était évidemment pas dû davantage à un refroidissement du sang.

« Il me paraît inutile d'insister sur cette première question. J'ai cru devoir répondre à une objection qui m'a déjà été faite. En présence des obstacles matériels multipliés qui empêchent le refroidissement léger (si tant est qu'il existe) d'une petite quantité de sang, de retentir sur la température de la masse sanguine... au point d'amener de ce chef un resserrement des vaisseaux, je considère comme écartée l'hypothèse que je viens d'examiner.

« 2° On prouverait maintenant que l'impression déterminée sur les filets nerveux cutanés d'une main est capable d'influencer le jeu du cœur, et d'en modifier le rhythme et l'évacuation. Dès lors, la diminution de volume de la main gauche, la main droite étant emprisonnée, s'expliquerait par l'afflux d'une moindre quantité de sang, le débit ventriculaire étant diminué, ou la fréquence du cœur étant moins grande.

« Il y avait évidemment à compter avec cette hypothèse, et *a priori*, elle pouvait sembler logique, étant donnée l'extrême sensibilité du cœur aux impressions périphériques, et la facilité avec laquelle il modifie son rhythme, quand une impression extérieure un peu vive nous affecte plus ou moins péniblement.

« Le seul moyen de vérifier le fait était d'étudier le jeu du cœur pendant et après l'épreuve du froid.

« L'influence du froid intense sur la peau de la main peut mo-

difier l'action cardiaque quand elle est soudaine et douloureuse :
dans des recherches qui font l'objet d'un travail spécial, j'ai déterminé, soit chez l'homme, soit chez les animaux, des troubles
cardiaques, passagers (arrêt, ralentissement) en impressionnant
vivement et douloureusement par surprise, pour ainsi dire, des
régions très sensibles (1).

« Mais dans le cas, dont je m'occupe ici, l'impression déterminée
sur la peau du dos de la main gauche par l'application d'un morceau de glace pendant une, deux ou trois secondes, s'est toujours
montrée insuffisante comme intensité, pour provoquer une modification cardiaque appréciable.

« En effet, l'examen de tous les tracés démontre que, dans les
conditions de l'expérience actuelle, il n'y a pas de ralentissement
du cœur, et que, par conséquent, la diminution du volume de la
main gauche, observée après l'application du froid sur la main
droite, ne relève point de cette cause.

« Mais, dira-t-on, si le cœur n'est point ralenti, sa fonction n'en
est-elle pas moins modifiée ? Peut-être ne se vide-t-il plus aussi
complétement à chaque systole après l'impression périphérique du
froid. Il est un détail du tracé de la pulsation cardiaque dont l'examen comparatif permet de juger de la plus ou moins complète
évacuation du cœur. Nous allons l'utiliser.

« Quand on applique sur la région précardiale le bouton d'un
explorateur à tambour de Marey, la diminution du volume du cœur
se vidant, pendant la seconde période de la phase systolique s'accuse par une ligne obliquement descendante.

« L'évacuation du cœur est-elle facile et complète, la ligne du
tracé qui la représente aura une chute rapide, presque verticale (2),
et si l'on examine les tracés de la pulsation du cœur recueillis en
même temps que ceux de changements de volume de la main pendant l'expérience de l'action du froid, on s'assure facilement que
rien n'est changé à l'évacuation de ce cœur quand diminue le volume de la main. Cet effet n'est donc point dû à un débit moins
considérable du cœur.

« Ces deux hypothèses sur la cause de la diminution de volume d'une main quand la main opposée est soumise au contact
d'un corps froid étant éliminées, voyons si l'hypothèse d'un acte
réflexe ayant son point de départ dans l'impression produite par le

---

(1) *Mémoires sur les influences des nerfs sensibles sur le cœur, C. R. du
Laboratoire*, 1876.

(2) Marey. *Mémoire sur la pulsation cardiaque, Trav. du Laborat*, 1875.

froid sur la peau de la main droite, son point de réflexion à la moelle, son point d'arrivée aux nerfs vasculaires de la main gauche, satisfait aux conditions du phénomène.

« Cette explication, déjà proposée par Brown-Sequard et Tholozan, a été adoptée par les physiologistes qui ont répété avec succès leur expérience.

« Mais il faut voir : 1° si les données anatomiques permettent d'interpréter ainsi nos résultats ; 2° si les différentes phases du phénomène s'accordent avec les données expérimentales comme des actions réflexes.

« 1° Les nerfs vasculaires du membre supérieur se détachent de la moelle entre les troisième et septième racines dorsales, remontent par le cordon sympathique, et vont se partager ensuite entre les nerfs mixtes du plexus brachial et les réseaux nerveux qui entourent les gros troncs artériels de la racine du membre (1).

« Si donc, les nerfs vasculaires du membre supérieur proviennent de la moelle en même temps que les nerfs moteurs ordinaires, on comprend qu'une excitation périphérique cheminant jusqu'à la région des centres médullaires dont ils émanent puisse se refléchir sur les nerfs vasculaires aussi bien que sur les racines des nerfs destinés aux muscles striés. Je me rattacherais donc déjà pour ce motif, à l'interprétation ci-dessus énoncée du resserrement vasculaire, mais je trouve, dans la discussion des phases mêmes du phénomène, une raison bien plus positive pour adopter l'effet réflexe.

« 2° Les différentes phases de l'expérience sont tout à fait d'accord avec l'hypothèse d'une action réflexe.

« Il a suffi de l'impression passagère produite sur la peau du dos de la main droite par le contact d'un morceau de glace pour déterminer un resserrement vasculaire très appréciable dans la main opposée.

« Il s'écoule, entre l'instant de l'impression et le moment où débute le resserrement vasculaire accusé par l'inclinaison descendante du tracé, un temps relativement long, qui ne dure pas moins de trois secondes, et varie au delà de cette limite minimum dans des conditions que nous aurons à examiner tout à l'heure. Le temps qui précède l'opposition de l'acte musculaire dont les vaisseaux sont le siége, se décompose lui-même en plusieurs facteurs: la durée de la transmission à travers les nerfs et le temps perdu des muscles proprement dit. Or, c'est évidemment le dernier terme

(1) F.-Franck. *Mémoire sur les nerfs vasculaires*, *C. R. du Lab.* Marey 1875.

de temps perdu des muscles vasculaires, que représente la moyenne partie de la durée totale de trois secondes au minimum.

« Il existe un rapport constant entre la durée du temps perdu d'un muscle et la durée de la secousse : les muscles striés à secousse tierce ont un temps perdu très court (de deux centièmes de seconde environ). Les muscles lisses au contraire dont la secousse est lente et progressive, présentent un temps perdu beaucoup plus considérable. C'est la valeur de cet intervalle, séparant le moment de l'impression du moment de la réaction, que nos courbes nous indiquent comme équivalant à plusieurs secondes.

« Le temps perdu des muscles vasculaires varie, du reste, comme le temps perdu des autres muscles, avec la fatigue qui résulte de la fréquente répétition de l'acte. Quand nous reproduisons l'expérience du resserrement vasculaire réflexe, un certain nombre de fois en peu de temps, nous voyons que le début de ce resserrement retarde de plus en plus sur le moment du contact du corps froid.

« Si nous envisageons maintenant les phases même de l'acte musculaire, dont nous venons d'étudier le temps perdu, nous voyons qu'il s'accentue progressivement à partir de son début jusqu'à une certaine valeur qu'il conserve près d'une demi-minute. Cette phase d'augment du resserrement vasculaire s'accuse par une diminution de valeur du tissu exploré, diminution qui va d'abord croissant, puis se maintient pendant que dure le resserrement des vaisseaux. Après une période d'état, la contraction vasculaire s'atténue et avec elle la diminution de volume. C'est ainsi que, par degrés, le tissu reprend son volume initial. Mais quand on répète l'expérience à plusieurs reprises, on s'aperçoit que l'effet réflexe est de moins en moins marqué.

« Ce phénomène a son intérêt en ce qu'il peut être rattaché à deux causes différentes, ayant l'une et l'autre une grande part à sa production : la fatigue du muscle soumis à des réactions trop fréquentes, sans repos compensateur, et l'accoutumance des nerfs sensibles sur lesquels est faite l'impression du froid. Il me paraît impossible de déterminer la part de chacun de ces deux facteurs dans l'affaiblissement progressif des effets observés ; mais il est constant d'un côté que le temps perdu de la réaction musculaire augmente par degrés, ce qui implique la fatigue musculaire, et d'un autre côté que l'on s'habitue à l'impression et que la sensibilité s'émousse par la répétition même du contact du corps froid.

« De ces diverses remarques, il me semble logique de *conclure à la nature réflexe du resserrement vasculaire dans une main, quand on impressionne par le froid la peau de l'autre main. »*

D. — Influence des variations de la température sur les changements de volume des tissus.

Dans le paragraphe précédent nous avons seulement rapporté des expériences et des discussions relatives à l'action réflexe du froid sur les vaisseaux. Dans ce paragraphe complémentaire nous donnerons de nouveaux détails relatifs aux variations mêmes des changements brusques du volume de la main qui sont en rapport avec l'action du cœur. C'est à l'un des premiers travaux de Mosso que nous emprunterons les nouveaux renseignements (*Sulle Variazioni locali del polso nell'antibraccio dell'uomo. — Acad. d. Sc. di Torino. Novembre* 1877. *Publié à part en* 1878.)

Dans ces expériences Mosso se servait de l'appareil de François-Franck auquel il avait annexé un bocal contenant de l'eau et destiné à entretenir une pression constante autour du bras immergé : c'est ce même appareil que Mosso appelle *hydrosphygmographe* et qui ne nous a pas semblé assez différent de celui de Franck pour que nous ayons cru devoir adopter cette désignation nouvelle. Comme tous les autres, cet appareil donne les pulsations totalisées des vaisseaux de la main : c'est, comme l'a dit Chelius, un *sphygmographe volumétrique*.

Mosso expérimentait donc avec un *sphygmographe volumétrique*.

Il pouvait ainsi écrire les modifications successives du pouls et mesurer en même temps l'augmentation ou la diminution de volume que subit l'avant-bras dans les différentes phases de l'expérience. Comme il pouvait suivre les modifications survenues dans les deux avant-bras en agissant sur un seul, ses recherches complètent très heureusement sur ce point celles de François-Franck que nous avons rapportées tout à l'heure.

P. 39 « En plongeant le bras gauche dans l'eau à 20 *degrés, le pouls se modifie dans les deux extrémités, devenant beaucoup plus petit à gauche.* Le pléthysmographe signale une diminution de 4 centimètres cubes pour le bras gauche.

P. 40 « Dans l'instant suivant je remplis le cylindre gauche avec de l'eau *à 40°. Le pouls se modifie dans les deux extrémités : A gauche il devient beaucoup plus élevé.*

Sans insister davantage sur ce sujet, nous croyons qu'il est suffisamment démontré :

1° Qu'une action locale (thermique, électrique) agit à distance sur la circulation ;

2° Que cette action est due à une modification de la contractilité vasculaire ;

3° Que cette modification vasculaire est de nature réflexe.

Le docteur Winternitz (de Vienne) a fait avec l'appareil de Fick quelques recherches sur l'influence des différentes températures sur la circulation périphérique. (1)

En plaçant le bras de son assistant dans un appareil volumétrique semblable à celui de Fick, il a fait deux séries d'expériences, les unes avec de l'eau à 8° centigrades, les autres avec de l'eau à 36° centigrades.

Il a constaté que les expansions du tissu sont plus fortes à 36 qu'à 8°, ce qui s'accorde avec ce que nous savons de l'action de la température sur le calibre des vaisseaux.

Avant de quitter ce sujet nous ne devons pas oublier de mentionner parmi les expériences relatives à l'influence des

(1) Wilhelm Winternitz. (*Wiener Klinik*), avril 1875.

excitations électriques sur le calibre des vaisseaux, les résultats antérieurement obtenus par Mosso sur les organes isolés. (*Sopra alcune nuove proprieta dei vasi sanguigni. — Giornale dell'acad. di Torino.* 1875 et *Arbeiten aus d. phys. Anstalt.* 1874. § 305.)

P. 22. Texte italien.— « Les tentatives pour expliquer les mouvements rhythmiques que nous avions observés dans le volume des reins et dans la rapidité du courant du sang qui les traverse, au moyen d'une contraction des vaisseaux, devenant plus assurés si nous pouvions réussir à reproduire à volonté le même phénomène avec des irritations électriques, j'ai voulu entreprendre avant tout autre chose des expériences dans ce sens.

P. 23. « Les premières recherches sur l'irritation électrique que j'avais obtenues avec l'appareil de Dubois-Reymond, en faisant varier l'intensité des courants de zéro à des degrés assez élevés, ne me montrèrent aucune influence ni sur le volume du rein, ni sur les mouvements du sang; bien que cependant les vaisseaux de l'animal vivant soient, comme nous le savons tous, assez sensibles aux courants induits.

« Cette tentative n'ayant pas réussi, j'ai eu recours à l'action d'un courant électrique constant. Prévoyant que le rein, comme corps conducteur, aurait présenté une grande résistance, j'ai disposé, l'un à la suite de l'autre, cinq petits éléments de Grove et j'ai intercalé dans le circuit un interrupteur à mercure.

« Pendant l'excitation j'ouvrais et je fermais à chaque seconde le circuit de elle façon que dans une minute je produisais 120 excitations. Avec ce procédé, je fus plus heureux qu'avec les courants d'induction comme le prouvent les tracés des modifications subites du volume et de la rapidité au courant sanguin.

« Pendant chaque excitation électrique on voyait diminuer plus ou moins le volume et la rapidité du courant sanguin.

« Quand on cessait l'excitation, l'écoulement s'accélérait et le volume du rein augmentait.

P. 25. « Une circonstance digne d'être prise en considération c'est l'absence de toute réaction que présentent d'après nos recherches les reins extraits de l'organisme aux courants induits, tandis que nous savons que les parois des artères et des capillaires selon Stricker, Goluber, Tarchanoff, sont au contraire assez sensibles à des excitations de cette nature.

« Cette différence entre les organes qui vivent et ceux qui sont
extraits de l'organisme peut, par analogie avec d'autres faits, être
attribuée à la mort des nerfs. »

§ 3. — INFLUENCE DES MODIFICATIONS DE LA RESPIRATION SUR LA CIRCULATION PÉRIPHÉRIQUE

Nous ne reviendrons pas ici sur les détails des nombreuses
recherches entreprises sur les animaux avec le manomètre
et sur l'homme avec le sphygmographe pour déterminer les
rapports de la respiration et de la circulation. Nous devons
nous borner à mentionner les résultats des expériences faites
sur ce sujet à l'aide des appareils de sphygmographie volumétrique, soit qu'il s'agisse de déterminer la valeur absolue
des changements de volume des organes périphériques, soit
qu'on s'occupe seulement de rechercher les modifications
apportées à la forme même des pulsations totalisées des
tissus par les variations des influences respiratoires. On
trouvera, dans la thèse de M. Gauthier, faite en 1877, dans
le laboratoire du professeur Marey, les détails relatifs aux
expériences manométriques et sphygmographiques (1).

Nous allons donner, sur la question qui nous occupe, un
nombre de détails suffisants pour en fournir un exposé complet. Ces détails nous sont donnés par les recherches de
Mosso et de François-Franck.

A. — *Influence de la respiration normale.*

« Quand on examine la ligne d'ensemble des pulsations de la
main, on y remarque de grandes oscillations, dans lesquelles il est
facile de reconnaître l'influence des mouvements respiratoires.

« Pour chercher à bien pénétrer dans quel sens agissaient l'in-

_____

(1) Ch. Gauthier. *Des rapports de la pression artérielle et de la respira-*
tion. Th. de Paris, 1877.

spiration et l'expiration sur le volume de la main, ou en d'autres termes, sur la circulation périphérique, j'ai recueilli en même temps que les courbes des dilatations et resserrement de la main les *courbes respiratoires*.

« Le pneumographe de Marey étant appliqué sur la poitrine, chaque inspiration s'accusait par la ligne de descente de la courbe respiratoire, chaque expiration par la ligne ascendante.

« Au-dessous de ce tracé et simultanément, j'inscrivais les pulsations de la main, et je pouvais suivre les rapports que présentaient, avec les courbes respiratoires les grandes oscillations de la ligne d'ensemble.

« D'après ce tracé, on voit que la main atteint un volume plus considérable pendant la période ascendante de la courbe respiratoire (expiration), et diminue de volume pendant l'inspiration.

« La circulation de la main varie dans ce même sens que le pouls radial quand on exécute de larges mouvements respiratoires.

« Mais ce rapport est encore bien plus accentué quand on reporte artificiellement sur la circulation sanguine une grande partie des effets qui normalement s'exercent sur l'air, en mouvement dans le poumon.

« Cette expérience consiste tout simplement à respirer en fermant la bouche, et en aplatissant une narine. L'air entre et sort par un passage étroit ; son entrée et sa sortie sont rendues difficiles, et dès lors quand s'exerce, pendant l'inspiration, l'effet de cet air vers la poitrine, il n'y arrive que lentement ; le sang s'y trouve, par suite, plus énergiquement attiré, et la pression baisse nécessairement davantage. Inversement quand le retrait du poumon tend à expulser l'air pendant l'expiration, l'obstacle qui existe à la sortie retardant son départ, c'est encore la circulation qui se ressent de l'excès de pression intra-thoracique, et la tension artérielle s'élève plus haut que dans ces conditions ordinaires. » (Franck, *loc. cit.* p. 54 à 55.)

Ces influences normales de la respiration sur le changement de volume des organes périphériques ne sont pas toujours très accusées, et varient du reste comme nous venons de le voir suivant la plus ou moins grande liberté de la respiration. On trouvera, au chapitre des applications médicales, un intéressant passage dans lequel François-Franck étudie les influences de la respiration normale sur la circulation périphérique dans le cas d'anévrysme thoracique et de persistance du canal artériel. (*Voy.* 4me partie, chap. II, *Applications médicales.*)

Mosso n'attache pas grande importance aux influences normales de la respiration (*Sopra nuovo*, etc., p. 33), il s'attache seulement aux modifications de la circulation périphérique produites par les inspirations profondes, les expirations forcées, l'arrêt simple de la respiration, etc. Nous exposerons ici simultanément les résultats de ses recherches et de celles de Franck en les comparant et les discutant s'il y a lieu.

B. — *Influence de l'inspiration profonde sur le volume des organes périphériques.*

Dans les recherches de Mosso et de Franck nous trouvons une certaine divergence, non sur le fond même de la question, mais sur l'interprétation des phénomènes. Franck est surtout disposé à admettre l'influence mécanique de l'aspiration thoracique et la conséquence du ralentissement des battements du cœur; Mosso, sans s'expliquer davantage, n'admet pas l'interprétation mécanique, repousse également l'hypothèse d'une action réflexe sur les vaisseaux et annonce qu'il insistera plus tard dans un autre travail sur la discussion des changements de volume des organes périphériques dans ces conditions.

Citons successivement les deux auteurs :

1° François-Franck (mém. cité, p. 58).

« L'influence des modifications que l'effort d'expiration détermine dans la circulation périphérique permet de bien comprendre les rapports qui unissent l'expiration ordinaire à l'élévation de la pression artérielle et à l'augmentation du volume de la main.

« L'étude de l'influence qu'exerce une inspiration profonde, réalisant avec l'intensité maximum les conditions de l'inspiration normale, nous permettra de comprendre également le rapport normal entre l'inspiration ordinaire et la diminution de la pression artérielle, d'une part, la diminution d'un organe périphérique, d'autre part.

« Si l'on veut obtenir la diminution maxima, il faut évidemment déterminer la plus grande somme possible d'aspiration thoracique sur le sang veineux et artériel. Dans ce but, on rétrécit par l'occlusion d'une narine la voie d'entrée de l'air qu'appelle vers le poumon la dilatation de la paroi thoracique et cet air n'arrivant point assez vite, ni en quantité suffisante pour satisfaire à la diminution de la pression intra-thoracique, l'afflux du sang veineux et l'aspiration du sang artériel se trouvent ainsi favorisés.

« Pendant que la main subit l'influence de l'aspiration thoracique, *on voit que le cœur se gorge de sang, que la réplétion devient prédominante*. L'évacuation se faisant incomplétement, et le sang veineux y affluant de plus en plus, la systole s'atténue d'une façon manifeste, comme on peut en juger en observant la décroissance des sommets des pulsations du cœur. (Mosso, *loc. cit.*)

« S'il s'agissait d'un simple fait hydraulique, le volume du bras devrait diminuer dans l'acte de l'inspiration et à peine cet acte terminé devrait revenir tout de suite à l'état initial. Or, nous observons précisément le contraire : au premier moment de l'inspiration survient une certaine augmentation de volume, due probablement à la compression des veines par la contraction des muscles mis en mouvement dans une forte inspiration, et c'est seulement dans l'instant suivant que commence à diminuer le volume de l'avant-bras. »

Mosso ajoute que le resserrement des vaisseaux continue encore longtemps après que la respiration est déjà devenue parfaitement tranquille…

Il rejette ensuite l'hypothèse d'un « réflexe pour ainsi dire « moral » et dit, p. 40 : « nous pouvions chercher ailleurs la cause de ce phénomène et admettre que le centre de la respiration se trouve lié dans ses fonctions par des rapports étroits avec les centres des nerfs vaso-moteurs ; au lieu que les modifications subies par les gaz du sang dans les forts mouvements respiratoires sont déjà par elles-mêmes suffisantes pour déterminer une contraction des parois des vaisseaux sanguins. »

« Les recherches de Ceradini ayant démontré qu'en faisant

artificiellement une profonde inspiration on dilate les capillaires du poumon séparé du corps et que le passage du sang dans ces vaisseaux devient plus facile, je retiens ce fait que la turgescence des vaisseaux pulmonaires correspondant à l'inspiration ne disparaît pas complétement pendant l'expiration suivante, mais qu'il y a un reste de sang qui maintient engorgés les poumons, lequel va lentement en s'écoulant à mesure que les vaisseaux reprennent graduellement leur volume initial. »

Si on doit admettre que la congestion des vaisseaux pulmonaires suffit pour expliquer l'affaissement des vaisseaux périphériques, il semble logique de reconnaître aussi que la même cause qui produit l'afflux du sang dans le poumon, détermine également l'accélération du courant veineux général vers la poitrine, comme l'a indiqué M. Franck sur les données classiques.

C. — Expiration forcée. Effort.

Mosso dit seulement (p. 35), « le bras augmente par la stase veineuse, de 5, 6 centimètres cubes, et quand l'expiration est terminée, diminue de 3, 4 centimètres cubes.

Franck discute assez longuement la cause de l'augmentation de volume du bras pendant l'effort. Nous lui empruntons les principaux passages de ce paragraphe (*Loc. cit.* p. 55).

« L'effort consistant en une pression brusque et soutenue exercée sur les organes intra-thoraciques, la glotte fermée, des conséquences mécaniques de trois ordres principaux doivent en résulter :

1° Le sang artériel doit être énergiquement poussé vers la périphérie ;

2° Le sang veineux doit éprouver une certaine difficulté à revenir au cœur ;

3° Le cœur lui-même doit se vider plus facilement d'une part, à cause de la pression qui s'ajoute à l'élasticité artérielle, d'autre part à cause de sa situation dans le milieu comprimé.

« Cette augmentation du volume de la main pendant l'effort, est évidemment subordonnée à l'augmentation de la pression intra-thoracique qui s'exerce sur l'aorte et sur le cœur lui-même. On comprend que le sang contenu dans l'aorte soit plus facilement chassé vers les branches périphériques, puisque l'élasticité du vaisseau est renforcée par la pression qui s'exerce à sa surface. De plus le cœur, auquel l'excès de la pression thoracique vient en aide, se vide plus complétement et plus vite.

Nous sommes donc en droit de n'accorder qu'une faible importance à cette stase veineuse, *au moins pour ce qui concerne la circulation d'un organe éloigné de la poitrine comme la main.*

Les phénomènes qui succèdent à l'effort ne sont pas moins intéressants à bien analyser : leur identité dans les changements du volume de la main et dans les variations de la pression radiale, est fréquente, et nécessitée, du reste, par la communauté des causes qui les produisent dans les deux cas.

Quand cesse brusquement l'excès de pression qui maintenait affaissées les parois du réservoir aortique, la tension diminue brusquement dans les artères périphériques, le sang s'accumule dans cette artère redevenue béante. Le cœur, dès lors, déverse son contenu dans le réservoir artériel, sans que les branches qui en émanent puissent encore recevoir une grande quantité de sang. Le volume des organes diminue donc à ce moment, et ce n'est qu'après sept ou huit pulsations qu'il commence à reprendre son volume primitif. »

D. — *Influence de l'apnée produite par l'accélération préalable des mouvements respiratoires* (Mosso, p. 35).

« On sait qu'en exécutant avec rapidité un grand nombre de mouvements respiratoires profonds, on produit une modification des gaz du sang par suite de laquelle on n'éprouve plus pendant un certain temps le besoin de respirer. Il n'est pas encore bien établi s'il s'agit dans ce cas plutôt d'une diminution de l'acide carbonique normalement contenu dans le sang, ou, comme on l'admet presque généralement, de l'accumulation dans le sang d'une plus grande quantité d'oxygène. Quelle que soit la cause de ce phénomène, c'est un fait constant et certain qu'on peut de cette manière produire un état particulier appelé *apnée*, pendant lequel cessent pour quelques instants les mouvements réflexes de la respiration. Dans les recherches que j'ai eu l'occasion de faire en étudiant l'in-

fluence de l'apnée sur l'état des vaisseaux, page 37, l'avant-bras
gauche durant l'apnée diminue de 8,2 centimètres cubes, l'avant-
bras droit de 10 centimètres cubes. Pendant que le volume du premier demeure constant un certain temps, le second continue à
diminuer, et dans les 52 secondes consécutives il diminue encore
de 1,6 centimètres cubes (1).

§ 4. — EFFETS DE QUELQUES SUBSTANCES TOXIQUES ET MÉDICAMENTEUSES SUR LE CALIBRE DES VAISSEAUX

Cette étude doit être ici forcément restreinte, malgré sa
haute importance. Nous ne devons citer que des résultats
en nous bornant même à ceux obtenus par l'exploration
des changements de volume des tissus, soit chez l'homme,
soit sur des organes isolés soumis à une circulation artificielle du sang défibriné.

C'est précisément pour des recherches de cette nature
qu'a été combinée la méthode de l'exploration des changements de volumes des organes avec l'évaluation des débits
successifs du sang par les veines : Mosso, dans le laboratoire de Ludwig, a commencé ses recherches en 1874, sur
des reins isolés et soumis à une circulation artificielle de
sang défibriné. Le serum qui circulait à travers l'organe
était à volonté chargé de la substance active dont on voulait
étudier l'effet sur les vaisseaux ou remplacé par du serum
pur destiné à laver l'organe et à restituer aux vaisseaux
leurs propriétés physiologiques, modifiées par le poison.

L'organe lui-même était enfermé, comme nous l'avons
vu à propos des appareils (v. 2ᵐᵉ partie), dans un vase clos
rempli d'huile. Chaque augmentation de volume correspondant à une dilatation des vaisseaux s'accusait, par le dé-

(1) Voyez pour le mode de production de l'année et ses effets sur la circulation, François-Franck. (*Journal de l'Anatomie*, novembre 1877) et Cuffer,
Th. de Paris, 1877.

placement, d'une égale quantité d'huile, et la courbe s'élevait dans la proportion de la dilatation vasculaire ; l'inverse se produisait, quand les vaisseaux se resserraient sous l'influence de la substance qui les traversait.

Ces recherches ont montré que dans l'empoisonnement général d'un animal, par l'une des substances employées, on ne pouvait plus attribuer exclusivement à un état anormal des centres nerveux vaso-moteurs et du cœur les modifications circulatoires, caractérisées par des élévations ou des abaissements de la pression artérielle ; mais qu'il fallait prendre en considération tout aussi bien l'influence qu'exercent ces poisons à la périphérie du système circulatoire, sur les parois même des vaisseaux.

A. — *Effets de la Nicotine* (1).

La nicotine a une action manifeste sur les vaisseaux et les modifications du courant varient selon la dose employée. Quand la dose est très faible, par exemple, une partie de poison sur 10,000 de sang, le calibre des vaisseaux et la rapidité du courant sanguin diminuent notablement dès l'instant où les premiers centimètres cubes de sang empoisonné arrivent dans le rein.

Ce resserrement vasculaire est assez fugace, et le sang empoisonné continuant à circuler, après le passage d'un petit nombre de centimètres cubes, le rein reprend son volume précédent et la rapidité du courant se rétablit comme au début.

(1) Mosso. *Von einigen neuen Eigenschaften der Gefässwand*. Leipzig, 1874. (Voir aussi pour les effets des différentes substances étudiées ici le travail d'Héger, sur les circulation artificielles. Rapport au Congrès de Bruxelles, 1875, et une revue historique et critique de François-Franck, sur la valeur des circulations artificielles, comme méthode physiologique. (*Gazette Hebdomadaire*, 1877).

En employant une dose très élevée de nicotine la rapidité du courant sanguin et le volume de l'organe croissaient rapidement et atteignaient bientôt un maximum. A ce point de l'expérience, on voyait décroître graduellement pour reprendre sa valeur initiale, l'écoulement du sang par les veines, tandis que le volume de l'organe continuait à augmenter : ceci peut s'expliquer par l'accumulation toujours plus grande du sang dans l'organe.

Il résulte donc de ces expériences, que la nicotine à petites doses produit un resserrement passager des vaisseaux, et à hautes doses, semble déterminer une paralysie vasculaire rapide et persistante.

Cependant les modifications présentées par le courant sanguin, quand le sang qui circule dans le rein est chargé de nicotine, ne dépendent pas uniquement de la diminution du tonus vasculaire; il faut tenir compte des modifications dans la constitution même du sang. En effet, quand l'empoisonnement a atteint un certain degré, les globules rouges cèdent au serum leur matière colorante.

Ces phénomènes constatés à l'aide de l'exploration simultanée des changements de volume et de la vitesse de l'écoulement sanguin sur des organes soumis à une circulation artificielle de sang défibriné chargé de nicotine, concordent parfaitement avec ceux qu'avaient notés Cl. Bernard, Rosenthal, Basch, Oser, sur les animaux vivants. Ces auteurs avaient en effet constaté qu'avec de petites doses de nicotine les vaisseaux se resserrent, tandis que sous l'influence de fortes doses et de l'action prolongée de cette substance les vaisseaux présentent une augmentation de calibre. (Extr. de Mosso, Loc. cit. p. 54 à 57).

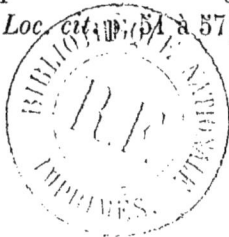

7

B. — Effets de l'atropine sur les vaisseaux.

Les reins enlevés de l'organisme sont très sensibles à l'action de l'atropine et se comportent de façons assez différentes suivant les doses. A peine deux centimètres cubes de sang ne contenant pas même une partie d'atropine sur cent mille avaient-ils pénétré dans les vaisseaux du rein, qu'il se produisait une action manifeste caractérisée par *une diminution de la rapidité du courant sanguin et du volume de l'organe.* Les phénomènes qui se produisent au début de l'empoisonnement sont d'assez courte durée, et quoique le sang empoisonné continue à couler sans aucune interruption, la rapidité du courant sanguin revient peu à peu à sa valeur normale.

Mais si la dose d'atropine est un peu plus forte, de une partie sur 10000 de sang, le courant sanguin, après avoir commencé par diminuer comme précédemment avec de très petites doses, augmente ensuite considérablement. Ce second phénomène est de courte durée, et le courant reprend ensuite sa valeur initiale après quelques oscillations. Quand, après avoir suspendu pendant une demi-heure le passage du sang chargé d'atropine, on fait de nouveau circuler du sang avec la même dose de poison, on n'observe plus d'effet sur la circulation, ce qui n'est point extraordinaire puisque la même dose de poison aurait déjà perdu son action à la fin de la première expérience.

En faisant circuler par l'artère d'un rein enlevé à l'animal vivant, du sang chargé d'atropine à la dose de $\frac{1}{3000}$ les vaisseaux perdent aussitôt toute trace de vitalité. Cette action délétère s'accompagne d'un ralentissement du courant sanguin. On voit pendant ces expériences l'organe augmenter progressivement de volume.

Ces phénomènes concordent avec ceux qu'on avait observés sur les animaux empoisonnés par l'atropine, de petites doses produisent un resserrement des vaisseaux, des doses plus fortes en déterminent la dilatation (V. Bezold). (Extrait de Mosso, *loc. cit.* p. 57 à 63).

Les recherches faites sur le rein avec la nicotine et l'atropine ont été répétées sur le foie avec les mêmes résultats. Héger les a du reste reprises plus tard et l'un des points intéressants de ses expériences c'est que la nicotine paraît s'emmagasiner dans le foie : il poursuit actuellement ces travaux.

Nous arrivons maintenant aux recherches de Mosso sur l'hydrate de chloral, elles sont pour nous doublement intéressantes parce qu'il les a exécutées d'une part sur des organes isolés, soumis à une circulation artificielle et dont on explorait les changements de volume en même temps que le débit sanguin, d'autre part sur l'homme lui-même, dont la circulation périphérique était soumise à l'examen par le pléthysmographe.

Nous allons donc exposer succinctement les résultats obtenus dans ces deux ordres de recherches en commençant par les premières en date, celles qui ont été faites sur le foie isolé et soumis à une circulation artificielle.

C. — *Effet de l'hydrate de chloral sur les vaisseaux. Etude de la circulation dans des organes isolés, foie et reins.*

On savait déjà par les recherches de Owsjannikow (1) et de Mering (2) que l'hydrate de chloral produit un abaisse-

(1) Owsjannikow. *Gesellschaft der Wissenschaften,* 1871.
(2) Mering. *Arch. für exp. Pathol. und Pharmok,* 111.

ment de pression beaucoup plus considérable que la section de la moelle allongée. On devait donc supposer *a priori* que l'action immédiate du chloral sur les vaisseaux serait suivie d'une exagération dans la rapidité du courant sanguin à travers l'organe : cette supposition fut en effet confirmée.

Reins. — Quand on fait alternativement circuler dans un rein un courant de sang cynoïque (sang défibriné, battu au contact de l'air), ou de sang cynoïque empoisonné avec 0,1 à 0,2 pour 100 de chloral, il se produit assez fréquemment, dès le début, une petite diminution de la rapidité du courant sanguin qui est sans exception suivie d'une augmentation dans l'écoulement. A ce moment se produisent souvent de petites hémorrhagies par des vaisseaux de fin calibre qui ne laissaient pas écouler le sang, quand ce sang ne contenait pas de chloral. On remarque pendant la première heure de l'expérience, faite avec 1 gr. de chloral pour 100 gr. de sang, les dilatations et les resserrements des vaisseaux se succéder rapidement et le volume de l'organe croître lentement par suite de la prédominance graduelle des dilatations sur les resserrements. Pendant les dilatations, l'écoulement se suspendait complétement et recommençait aussitôt que le rein devenait plus petit.

On voit donc que le chloral agit énergiquement sur les vaisseaux en déterminant l'apparition d'oscillations de la rapidité d'écoulement du sang et du volume total de l'organe, dont on ne voyait pas trace avant l'empoisonnement.

Cette action du chloral sur les vaisseaux se retrouve encore assez directement 48 heures après que les reins ont été enlevés du corps. Elle se manifeste aussi avec du serum pur, sans globules, ce qui devait être recherché, car on sait que le chloral produit une altération rapide des globules sanguins. Cette expérience prouve bien que le chloral ne produit pas les effets indiqués en modifiant l'élasticité vasculaire. Sur un rein définitivement mort, ayant par conséquent perdu ses propriétés de contractilité et d'inervation vasculaires, mais dont les vaisseaux possédaient encore leur élasticité normale, Mosso a répété la circulation artificielle de sang défibriné, chargé de fortes doses de chloral. Il a vu que le rein mort se comporte par rapport au chloral, d'une manière exactement inverse des reins vivants : en effet, la pénétration du serum chargé de chloral, produisait une diminution sensible de la vitesse d'écoulement, et cet écoulement reprenait sa valeur primitive quand on cessait la circulation du serum chloralique pour faire passer dans le rein du serum normal.

« Les propriétés du chloral et les modifications qu'il imprime au courant sanguin se laissent facilement attribuer à son action sur les parois irritables des vaisseaux. Les oscillations rhythmiques du diamètre de ces derniers peuvent seulement s'expliquer par une contraction active, comme le prouve leur production passagère, et surtout leur apparition, bien que toutes les conditions que nous connaissons, restent constantes. (Mosso. *Loc. cit.* p. 74.)

Foie. — L'hydrate de chloral dilate les ramifications de la veine, porte de la même manière que nous l'avons vu agir sur les vaisseaux du rein; les doses nécessaires pour produire un pareil effet ont seulement besoin d'être plus fortes pour le foie que pour le rein. (Mosso. *Loc. cit.* p. 95.)

Un an après ces recherches faites à Leipsick, Mosso, attaché à l'université de Turin, fit une leçon d'ouverture sur le chloral. Cette leçon a été reproduite par M. Franck dans la *Revue scientifique* du 16 mai 1876. Nous retrouvons dans le texte italien les résultats précédemment indiqués et, de plus, la mention de ce fait qui peut avoir un intérêt pratique sérieux, et que nous nous étonnons de ne plus voir étudié dans les recherches publiées depuis par l'auteur. Il s'agit de l'action diurétique du chloral, observée sur des reins extirpés à un animal vivant et soumis à une circulation artificielle. Voici comment s'exprime Mosso sur ce sujet : « Jusqu'ici, malgré toutes les précautions, on n'avait pas encore réussi au moyen de la circulation artificielle, à conserver aux reins extirpés du corps, la faculté de sécréter un liquide analogue à l'urine. Ayant un très grand intérêt à surmonter cette difficulté pour pénétrer plus avant dans l'étude des fonctions des éléments sécréteurs de l'urine, j'ai eu recours au chloral ; en le mélangeant au serum et au sang, *j'ai pu ainsi obtenir, bien que ce fût sur des reins isolés, la sécrétion abondante d'un liquide dans lequel l'analyse chimique m'a démontré la présence des substances constitutives de l'urine...* » (Mosso. *Ricerche sul chloralio,* p. 16. Turin, 1875.)

Nous avons tenu à citer ce passage, quoique le fait soit un peu étranger à notre sujet, en raison de son intérêt et des conséquences qu'il peut avoir au point de vue théorique, point sur lequel nous n'avons pas à insister.

Nous laissons de côté l'action du chloral sur le cœur, pour revenir à son action vasculaire, étudiée sur l'homme. C'est dans ce même travail de Mosso et dans l'analyse qu'en a donnée Franck, dans la *Revue scientifique* (mai 1876), que nous trouvons les principaux matériaux dont nous allons tirer partie.

C. — *Effet du chloral sur la circulation périphérique chez l'homme.*

« Il résulte des recherches que j'ai faites sur l'homme,

au sujet de l'action du chloral, que cette substance agit essentiellement sur les vaisseaux, et qu'elle les dilate de la même manière que nous avons déjà vue pour les organes soumis à une circulation artificielle.

« L'influence dilatatrice et paralysante du chloral sur le système vasculaire est une propriété qui lui est commune avec les anesthésiques et les narcotiques et toutes les substances qui produisent le sommeil; j'ai pu montrer expérimentalement à l'aide du pléthysmographe, que le café, l'ammoniaque, tous les agents et les irritations qui empêchent le sommeil, arrivent à ce résultat en produisant une contraction des vaisseaux.

« C'est ainsi qu'en déterminant la quantité de sang qui, sous l'influence du chloral, reste emmagasinée dans les vaisseaux à la périphérie du corps, et en étudiant le ralentissement que subit la circulation dans les centres nerveux, nous pouvons voir fonctionner devant nous le mécanisme par lequel agit le chloral pour produire le sommeil, ralentir le pouls, et abaisser la température et la pression. » (Mosso. *Loc. cit.*, p. 27.)

§ 5. — ÉTUDE DE LA PRESSION CHEZ L'HOMME PAR LA DIMINUTION GRADUELLE ET LA DISPARITION DES CHANGEMENTS DE VOLUME SOUS L'INFLUENCE D'UNE CONTRE-PRESSION GRADUELLEMENT CROISSANTE.

Nous savons que les expansions et resserrements des vaisseaux d'un organe sont en rapport avec l'afflux brusque et le départ du sang en circulation dans le tissu. Il est évident dès lors que si on supprime l'afflux sanguin dans un membre en exerçant à la surface de ce membre une contre-pression suffisante pour surmonter la pression artérielle, on n'aura qu'à évaluer la contre-pression exercée sur le membre pour connaître le chiffre de la pression artérielle. Les détails historiques de cette question ont été donnés dans la 1ʳᵉ partie, les détails techniques dans la 2ᵐᵉ partie : nous indiquerons les applications médicales de ces recherches dans la 4ᵐᵉ partie ; nous n'avons donc à nous occuper dans celle-ci que des résultats expérimentaux obtenus sur l'homme sain.

Cette méthode d'étude, qui a été imaginée par M. le professeur Marey, est développée par lui dans un Mémoire sur la pression et la vitesse du sang, qui a paru en 1876 (1) : nous en résumerons les points principaux.

Quand le bras est introduit dans l'appareil à déplacement, on met la cavité de l'appareil en rapport avec un manomètre métallique inscripteur et on voit tous les changements de volume du membre s'inscrire sur le cylindre tournant avec une amplitude déterminée.

Si on vient à exercer dans l'appareil une contre-pression graduellement croissante par l'élévation d'un réservoir d'eau mis en communication avec le manchon du verre, on assiste à une série de phases que M. Marey expose ainsi :

« ... Un manomètre métallique inscripteur, mis en communication par un tube large, plein de liquide, avec la caisse où l'avant-bras est plongé, *donne de très faibles pulsations tant que le liquide reste sous la pression normale*, parce qu'alors les vaisseaux distendus ont une force élastique considérable qui, avec très peu de changements de calibre, résiste aux variations rhythmiques de la pression du sang.

« Si, au moyen d'un long tube, on met en communication avec la caisse où la main est renfermée un vase rempli d'eau, et si, à l'aide d'une corde et d'une poulie, on élève

(1) Marey. *C. R. des travaux du Laboratoire*, 1876, p. 308.

graduellement ce vase, *à mesure que la pression monte dans la caisse, les pulsations vont en grandissant.* Cela montre que les artères moins distendues ont moins de force élastique, et qu'une plus grande partie de la pression artérielle arrive au manomètre. En continuant ainsi à élever la contre-pression, il arrive un instant où les pulsations cessent, après avoir subi une phase décroissante. Quant à la valeur de la pression qui fait équilibre à celle du sang, elle variait dans mes dernières expériences entre 12 et 17 centimètres de mercure. » (Marey, *loc. cit.*, p. 516.)

§ 6. — EFFETS DE L'EXCITATION DES NERFS VASCULAIRES ÉTUDIÉS CHEZ LES ANIMAUX AVEC UN APPAREIL A CHANGEMENTS DE VOLUME.

Nous serons forcément bref sur cette application expérimentale de l'exploration des changements de volume : il n'y a à notre connaissance qu'un seul auteur qui ait cherché à tirer parti de cette méthode d'étude pour analyser rigoureusement les effets vasculaires de l'excitation des nerfs sur l'animal vivant : c'est M. le professeur Lépine, en 1876.

M. Lépine fit quelques expériences sur les modifications circulatoires déterminées dans le membre postérieur du chien sous l'influence de l'excitation du sciatique. Il s'agissait de déterminer les conditions mal définies jusque-là dans lesquelles l'excitation du bout périphérique du nerf sciatique produisait la dilatation vasculaire ou le rétrécissement des vaisseaux. Heidenhain expliquait la dilatation observée à la suite de l'excitation du sciatique coupé depuis plusieurs jours par la dégénération plus rapide des fibres vaso-constrictives que des fibres vaso-dilatatrices. Pour montrer que c'est l'état de l'appareil nerveux terminal et non l'excitabilité prétendue différente des deux espèces de fibres contenues dans le nerf sciatique qu'il importe de considérer, M. Lépine a fait intervenir, dans la recherche des effets de l'excitation, une donnée nouvelle, l'état des vaisseaux périphériques au moment où l'excitation est produite. Si les vaisseaux sont déjà resserrés par l'action du froid, l'excitation des nerfs constricteurs ne se manifeste pas ; au contraire, les nerfs dilatateurs pourront exercer leur influence. Réciproquement, si les vaisseaux sont dilatés par un échauffement préalable, c'est l'action des nerfs constricteurs qui devient prédominante. Mais ces conclusions étaient tirées d'expériences faites avec l'exploration thermométrique : or, comme nous l'avons vu déjà (voy. *Exp. de François-Franck sur les réflexes vasculaires*. Même partie, § 2), les indications thermométriques ne peuvent fournir qu'un résultat lointain des variations du calibre des vaisseaux, et une modification rapide échappe nécessairement à ce mode d'investigation. Aussi, quand M. Lépine reprit ces recherches pendant un court séjour dans le laboratoire de Ludwig et qu'il employa cette fois, au lieu de l'exploration *thermométrique*, l'exploration *volumétrique*, il ne retrouva pas cette dilatation d'emblée qu'il avait cru constater quand les vaisseaux étaient resserrés par le froid. M. Dastre, dans un article tout récent (1), insiste sur ces remarques et, adversaire de la théorie des nerfs dilatateurs dans le sciatique, il croit « que, si M. Lépine eût poursuivi ses expériences, il aurait été certainement amené à modifier ses conclusions, comme quelques épreuves préliminaires semblaient le lui indiquer... » (Dastre, *loc. cit.*, p. 314.)

(1) Dastre. *Sur l'Innervation des vaisseaux* (*Rev. de Sc. méd.*, 15 juillet 1878).

QUATRIÈME PARTIE

APPLICATIONS PRATIQUES DES RECHERCHES SUR LES
CHANGEMENTS DE VOLUME DES ORGANES.

Dans cette quatrième partie, nous exposerons les résultats pratiques qui peuvent être déduits des recherches critiques et expérimentales, dont nous nous sommes précédemment occupé ; ces résultats deviendront évidemment plus
nombreux, si l'attention est attirée de ce côté ; mais nous pos-
sédons déjà un certain nombre d'observations constituant
des expériences toutes faites, dont la nature fait tous les frais
et qui démontrent la communication d'un trajet fistuleux avec
le canal médullaire des os longs ; dans ces cas, le liquide
accumulé ou versé dans la plaie est animé de battements
isochrones à ceux du pouls. Quelquefois une tumeur pulsatile
des os du crâne peut être confondue avec un fongus de la
dure-mère : on verra plus loin que le diagnostic d'une
tumeur extra-crânienne a pu être fait par M. le professeur
Broca, en considérant que les battements, évidents au fond
d'une étroite ponction, disparaissaient quand l'ouverture
était agrandie. Dans d'autres circonstances, les battements
du pus ou d'un liquide introduit dans le conduit auditif
externe ont permis d'affirmer l'existence d'une perforation
de la membrane du tympan. Dans certains cas, il est possible de combiner l'examen des pulsations totalisées de
la main à l'examen du pouls radial, pour suivre le réta-

blissement de la circulation collatérale, après une ligature ou une embolie de l'artère principale d'un membre ; on pourra apprécier la capacité d'une tumeur anévrysmale intra-thoracique, d'après l'intensité plus ou moins grande des influences que les mouvements respiratoires exercent sur la circulation périphérique (Franck) ; les progrès du traitement d'un anévrysme pourront être suivis avec une certaine exactitude en comparant, à des époques successives, les degrés d'expansion de la tumeur, à l'aide d'un appareil à changements de volume (Franck) ; l'évaluation de la pression artérielle, chez l'homme, sera facile à faire par l'application de la méthode du professeur Marey (voy. troisième partie, page 103) ; l'action des médicaments sur les vaisseaux sera précisée par la comparaison des expansions vasculaires avant et après leur administration, etc.

Nous ne pouvons indiquer, dans ce coup d'œil général sur les applications des méthodes, qui ont été étudiées précédemment, tous les cas particuliers dans lesquels la médecine, la chirurgie et la thérapeutique trouveront en elles des adjuvants précieux ; il nous suffit d'avoir indiqué sommairement quelques-uns de ces cas, pour légitimer l'importance que nous attribuons à cette partie de notre travail.

Nous exposerons, dans un premier chapitre, les applications chirurgicales, en relatant les passages des comptes-rendus de la Société de chirurgie où il en a été pour la première fois question ; viendront ensuite des observations empruntées à différents auteurs. Dans un second chapitre, nous indiquerons les applications médicales plus nouvelles, moins étudiées et forcément moins complètes.

CHAPITRE PREMIER

Applications chirurgicales

Nous ne saurions mieux faire pour exposer méthodiquement les faits, que de citer *in extenso*, le compte-rendu de la séance de la Société de chirurgie, dans laquelle M. le professeur Broca mit en évidence l'intérêt diagnostique des mouvements rhythmés du liquide dans certaines plaies osseuses. C'est à M. Broca, que revient, en effet, l'honneur d'avoir attiré l'attention des chirurgiens sur ce point, en apportant des observations précises et en fournissant une interprétation rigoureuse.

Bulletin de la Société de chirurgie, 2° série, 1862, 3e *volume*, *p*. 300. *Séance du 2 juillet* 1862.

M. Broca. Je viens communiquer à la Société un fait d'observation qui me paraît d'autant plus intéressant, que je ne l'ai encore vu mentionné nulle part. Il s'agit du mouvement de pulsation imprimé aux liquides qui communiquent avec le canal médullaire des os longs. Dans deux circonstances j'ai pu observer ces pulsations.

Observation I. Dans le premier cas, il s'agit d'un homme atteint d'une nécrose du fémur, et auquel M. Richet avait enlevé un séquestre dix-huit mois auparavant. La plaie s'était refermée.

Quand j'ai vu le malade, il souffrait beaucoup, et le stylet pouvait pénétrer dans un trajet intra-osseux qui donnait issue à quelques gouttes de pus. J'agrandis l'ouverture, et j'y plaçai une sonde en gomme élastique.

Pendant un mois, nous avons pu voir le pus monter et descendre dans ce tube élastique, et offrir les battements isochrones à ceux du pouls. Après un mois, la suppuration ayant diminué, le phénomène a cessé; mais en injectant un liquide dans le tube, on a vu les battements reparaître.

OBSERVATION II. Dans le deuxième cas, le phénomène a duré moins longtemps. Un ulcère de la jambe s'était recouvert d'un épithélioma qui avait perforé le tibia. Une cautérisation avec le chlorure de zinc produisit une eschare qui mit à nu un pertuis pénétrant dans la cavité du tibia. Le pus contenu dans ce foyer *à ouverture étroite offrait des battements moins prononcés que dans le premier cas, et qui cessèrent lorsque l'ouverture de l'os se fut agrandie.*

Lorsque j'observai le premier malade, je me suis demandé si les battements ne dépendaient pas de quelque disposition tout à fait spéciale et accidentelle des artères contenues dans les parois du foyer. Mais en voyant ce phénomène se reproduire chez ce deuxième malade, j'ai dû songer à une condition générale, analogue peut-être à celle qui produit les battements du cerveau. On sait que, dans le crâne, ces battements ne se manifestent qu'autant qu'on y pratique une ouverture. La moelle des os n'est-elle pas dans des conditions analogues? Entourée de vaisseaux, sinon volumineux, du moins nombreux, ne pouvait-elle pas être soulevée dès qu'une ouverture du canal médullaire s'est produite?

On sait, en outre, que les mouvements de la respiration ont une influence bien évidente sur ceux du cerveau, et la physiologie en rend parfaitement compte; nous avons recherché s'il n'en était pas de même pour la substance médullaire des os; mais nous n'avons rien remarqué d'appréciable sous ce rapport chez nos deux malades.

M. Follin. Les faits dont M. Broca vient de nous entretenir, sont l'expression d'un fait plus général, ainsi que l'ont démontré les expériences faites par M. Piégu. Ce médecin a fait voir qu'il existe des battements dans tous les tissus. Il enfermait un membre dans un appareil de plâtre hermétiquement fermé à ses extrémités et communiquant par une ouverture avec un tube rempli d'eau. Il était facile de constater que le liquide était agité par des pulsations. Les fongosités sont souvent le siége de battements bien évidents. Ainsi, dans un travail publié par M. Triquet, il est question de fongosités de la membrane de la chambre moyenne de l'oreille, qui étaient recouvertes de croûtes que l'on voyait battre comme le pouls. Je pense que dans les faits de M. Broca les pulsations avaient lieu dans les fongosités.

M. Richet Le premier malade dont a parlé M. Broca avait été en effet opéré par moi, et je lui avais enlevé un séquestre du volume du petit doigt. J'ai vu des faits semblables, et dans un cas entre autres que j'ai observé dans le service de M. Laugier, j'ai failli être induit en erreur.

OBSERVATION III. J'avais enlevé un séquestre du frontal; le diploé était à nu, et l'on y voyait des battements assez énergiques pour soulever l'eau versée dans le fond de la plaie. L'interne de service crut un instant qu'il existait une communication avec la cavité crânienne, ce qui était inexact. M. Velpeau a signalé ces faits dans des leçons cliniques, et moi-même j'en fis l'objet d'une leçon à l'Hôtel-Dieu, à propos du malade dont je viens de parler.

M. Guersant. Je veux seulement rappeler que j'ai parfaitement vu le liquide battre dans l'ouverture d'un os, faite dans le but d'obtenir la consolidation d'une fracture.

On voit par les faits qui précèdent que la communication d'une plaie avec la cavité médullaire d'un os long est clairement démontrée par l'apparition dans le liquide de mouvements isochrones aux battements du pouls. Quand ces mouvements ne sont pas très évidents on peut les amplifier en procédant comme l'a fait M. Broca : on applique autour de la surface malade les bords d'une sorte de capsule en cire ou en gutta-percha surmontée d'un tube de verre dont le calibre est assez fin : de cette façon on totalise les mouvements du liquide en un point, absolument du reste comme cela se produit dans l'appareil de M. Franck pour la main.

A la suite de la communication de M. Broca à la Société de chirurgie, M. Legouest exposa un fait analogue, relatif à une perforation du sinus maxillaire.

BULLETIN DE LA SOCIÉTÉ DE CHIRURGIE, 2ᵉ série, 1862, t. III, page 345. — *Tumeur du maxillaire inférieur; Kyste alvéolo-dentaire; Battements dans la tumeur.*

M. *Legouest.* Dans une des dernières séances, MM. Broca, Richet, Follin, ont appelé l'attention de la Société sur les battements que l'on perçoit dans les cavités osseuses remplies de liquide. Je viens d'avoir l'occasion de faire une observation analogue dans une tumeur du maxillaire inférieur.

OBSERVATION IV. Il s'agit d'un officier qui est entré dans mon service, il y a six mois, pour une tumeur du maxillaire inférieur. Cette tumeur offrait des battements isochrones à ceux du pouls, au niveau de la première molaire. Par l'orifice qui était le siége de ce phénomène, on voyait aussi s'écouler un liquide ichoreux extrêmement fétide. Le développement de cette tumeur, qui était très dure et très vasculaire, avait été très rapide; puisque dans l'espace de six mois elle avait atteint le volume d'un œuf de poule. En outre, elle était le siége d'une douleur extrêmement vive et d'hémorrhagies très abondantes.

En raison de tous ces symptômes, j'en fis ici une tumeur cancéreuse. Après l'ablation, je vis bien que c'était un kyste alvéolo-dentaire contenant dans sa cavité deux dents.

Les battements s'expliquent facilement par la grande vascularité de la tumeur et de la muqueuse qui tapissait le kyste.

Dans cette observation, comme dans les précédentes, on voit se totaliser au niveau d'un orifice les battements d'une grande quantité de petits vaisseaux communiqués au liquide qui remplit la cavité osseuse.

Nous y ajouterons plusieurs faits également intéressants que nous trouvons consignés dans la thèse de M. J. Bœckel sur les battements du tissu médullaire des os. L'auteur a réuni un certain nombre de cas empruntés soit à la pratique du professeur Bœckel, son parent, soit à divers auteurs, soit enfin à des observations qu'il avait prises lui-même.

Le premier fait qu'il relate a été observé par M. le professeur Bœckel en juin 1862 :

OBSERVATION V. M. Bœckel avait opéré M. P***, âgé de cinquante-neuf ans, d'une nécrose du fémur datant de l'enfance, s'étendant du condyle interne jusqu'au milieu de l'os.

Après avoir extrait le séquestre, il plaça deux gros tubes de caoutchouc vulcanisé dans la plaie pour maintenir l'ouverture des parties molles. Au bout d'un mois, le malade fit observer à son médecin que le liquide qui remplissait les tubes était animé de battements isochrones au pouls.

D'abord, M. Bœckel pensa que l'artère fémorale qui devait se trouver un peu au-dessous de l'incision, communiquait ses mouvements au liquide, peut-être par quelque cloaque de l'os, situé dans la profondeur ; mais il reconnut bientôt que l'artère n'y était pour rien, et il se borna à consigner ce fait dans son cahier de notes sans pouvoir l'expliquer alors.

Quelques années plus tard, il vit à différentes reprises le même phénomène se reproduire sous ses yeux ; mais ne pouvant, à cette époque, se livrer à des recherches suivies sur ce sujet, il se borna à le noter, sans toutefois le perdre de vue.

En 1870, il constate de nouveau des battements sur un sujet atteint d'une nécrose du fémur. Ce fait n'était donc pas isolé. M. Bœckel se dit que si on ne l'avait pas constaté plus tôt et plus souvent, c'était faute de recherches. Aussi à partir de cette époque, tous les malades atteints d'une lésion ayant mis le tissu médullaire à nu furent soumis à un examen attentif. Dans les cas de ce genre seulement on avait observé ce phénomène.

L'observation suivie de ces malades révéla des battements chaque fois qu'on voulait bien y regarder de près.

OBSERVATION VI (empruntée à Bœckel).

Le nommé Joseph Ferrenbach, de Rosheim, âgé de trente et un ans, sergent au 67ᵉ de ligne, entré le 15 juillet 1871 au service de M. Bœckel (salle 103, n° 8), a eu un coup de feu dans la cuisse droite, à la bataille de Spickeren, le 6 août 1870. La balle est entrée au côté externe de la cuisse, à quatre travers de doigt au-dessus du genou, a fracturé le fémur, et est ressortie, en suivant un trajet à peu près horizontal, au côté interne du membre.

Il fut emmené prisonnier en Allemagne, où on lui fit un débridement suivi de l'extraction de plusieurs esquilles.

A son entrée à l'hôpital, on touche avec le stylet introduit dans la fistule interne un os rugueux et mobile. Ce n'est également que vers cette époque qu'on constate le phénomène suivant.

Chaque fois que le foyer est rempli de liquide, on voit ce dernier animé de battements réguliers, de propulsion de dedans en dehors, isochrones au pouls. Ces battements cessent dès qu'on comprime l'artère fémorale, et le liquide se retire dans l'intérieur du tube, tandis qu'il déborde dès qu'on comprime la veine au lieu de l'artère. Les battements persistent les jours suivants. Le 27 septembre l'ouverture est débridée, et l'on en retire un séquestre de 4 centimètres de longueur. Un tube de caoutchouc est introduit dans la plaie. A partir de cette époque, on ne constate plus de battements.

Observation VII. (Empruntée à *Bœckel*.) Le nommé J.-B., caporal au 18e de ligne, entré au service de M. Bœckel (salle 103, n° 19) le 24 novembre 1871, pour coup de feu dans le genou droit, reçu à la bataille de Vœrth. La balle a son ouverture d'entrée dans la région antérieure du genou, au-dessus et un peu en dedans de la rotule, et son trou de sortie à la partie inférieure et externe du creux poplité.

Vers le 20 septembre 1870, on lui fit en Allemagne un débridement et on lui retira plusieurs esquilles.

A son entrée à la Clinique, on constate ce qui suit: genou droit un peu plus gros que le gauche, et dans un état de légère fluxion; à sa partie antérieure se trouvent trois fistules; par la fistule supérieure qui est en même temps la plus externe, on arrive avec le stylet sur un os rugueux, dénudé, appartenant au condyle externe du fémur. Les deux autres fistules sont peu profondes et fournissent peu de suppuration. A la partie inférieure et externe du creux poplité, se trouve également une fistule.

Le stylet tombe sur le fémur dénudé dans une certaine étendue ; il ne rencontre pas le stylet introduit par la fistule de la
partie antérieure.

2 *mars*. Pour la première fois, on constate des battements
isochrones au pouls du malade.

Le 11. Les battements sont beaucoup plus faibles, ils cessent
lorsqu'on comprime l'artère du membre ; ils reparaissent lorsqu'au lieu de l'artère on comprime la veine, et le liquide en
même temps déborde de l'extrémité du tube en caoutchouc.

Les battements persistent jusqu'au 24 avril ; à cette époque
on n'arrive plus sur l'os au moyen du stylet, et néanmoins, en
injectant de l'eau dans la fistule, on constate aisément les pulsations du liquide.

OBSERVATION VIII. (*Bœckel.*) Le nommé Auguste Gill, soldat
au 3ᵉ de ligne, âgé de 27 ans, entré le 10 mars 1871, au nᵒ 17,
de la salle 105.

Il a eu la cuisse fracturée par un éclat d'obus à la bataille
de Frœschwiller.

Il présente actuellement une cicatrice assez étendue, au niveau du tiers supérieur et externe de la cuisse droite. C'est par
là qu'est entré le projectile. Une cicatrice plus petite siége à la
région antérieure de la cuisse : c'est le lieu de sortie de l'éclat.
Au centre de cette dernière cicatrice est une fistule qui ne donne
accès sur aucune partie dénudée de l'os.

Deux jours après, il se forme une tuméfaction de la région
antéro-interne de la cuisse, et le lendemain un écoulement
abondant de pus par les deux fistules.

Cette suppuration persiste les jours suivants.

31 *mai*. On incise le foyer purulent sur le trajet de l'artère
fémorale et on y introduit un drain assez volumineux, ainsi
que dans les deux autres fistules, qu'on élargit également par
l'introduction du doigt. Au fond du foyer, on sent des esquilles
recouvertes de bourgeons charnus.

5 *juillet*. La suppuration continuant toujours, on débride
largement au côté externe et l'on retire un gros séquestre com-
prenant l'extrémité du fragment inférieur dans toute sa circonférence.

Quelques jours plus tard, en projetant la lumière avec un

mıroir vers la cavité médullaire du fragment inférieur, on y perçoit très nettement des battements dans le liquide qui y séjourne.

OBSERVATION IX. La nommée Marie Liermann, de Strasbourg, âgée de 50 ans, entre en mars 1871, au service de M. le professeur Hergott, salle 34, n° 16.

Le propriétaire de sa maison a dévissé un obus qui a éclaté et lui a fracassé le pied gauche, et fracturé la jambe droite. Le lendemain de l'accident on pratique la désarticulation du pied d'après le procédé de Syme ; la jambe droite est installée dans une gouttière plâtrée, après extraction d'un certain nombre d'esquilles.

Actuellement, il existe depuis environ deux mois, une fistule sur la face interne du tibia, au-dessous du ligament rotulien. Elle mesure environ 5 à 6 millimètres de circonférence. La suppuration est assez abondante, et sans qu'on soit obligé d'injecter du liquide dans le foyer, on constate des battements parfaitement visibles et isochrones au pouls de la malade.

En introduisant le stylet dans la fistule, on rencontre d'abord un fragment d'os nécrosé, puis en le contournant, on arrive sur une paroi de bourgeons charnus, et finalement on tombe dans l'intérieur de la cavité médullaire.

OBSERVATION X. (*Bœckel.*) Le nommé E. C. âgé de 24 ans, lieutenant d'artillerie, entre le 30 janvier 1872, à la Clinique de M. Bœckel, salle 105, n° 31.

L'articulation tibio-tarsienne droite est atteinte de tumeur blanche, avec abcès et fistules multiples.

L'amputation paraît être le seul moyen de remédier au mal. Elle est pratiquée le 3 janvier, au tiers inférieur.

15 février. Endolorissement à la partie supérieure du moignon et un peu le long du tibia. Température 39° 2. Quelques bourgeons médullaires violacés semblent indiquer un léger degré d'ostéomyélite.

Le 18. Les bourgeons médullaires font de plus en plus saillie. L'espace interosseux devient douloureux à la pression. On soupçonne un abcès.

Le 21. Douleurs vives en pressant sur la face même du tibia. Le stylet introduit le long de la face interne du tibia à une profondeur d'environ 6 centimètres frôle un point d'os nécrosé. Le diagnostic d'ostéomyélite se confirme.

Le 22. Incision de l'abcès de l'espace interosseux. Drainage.

1er *Mars.* La température n'ayant pas baissé, on pratique la trépanation de la face interne du tibia ; sa rondelle d'os enlevée présente sa face interne infiltrée d'une masse graisseuse, caséeuse.

Le 5. On constate pour la première fois au fond du canal médullaire des battements isochrones au pouls du malade.

Les observations qui précèdent s'accordent toutes à démontrer l'importance des mouvements rhythmés du liquide dans les cas de communication avec le canal médullaire des os longs. M. Bœckel, auquel nous en avons emprunté la plus grande partie, a cherché à fournir du phénomène une interprétation reposant sur les données expérimentales. Il ne connaissait alors que les recherches de Piégu sur les mouvements alternatifs d'expansion et de resserrement des tissus vasculaires ; les autres travaux antérieurs à 1872, dont nous avons donné l'analyse dans la partie historique de ce travail, lui étaient restés étrangers. Il cite cependant un passage de Billroth, dans lequel il est question des recherches de Ris et de celles de Fick, et exprime le regret que le temps lui ait manqué pour poursuivre les recherches bibliographiques nécessaires.

Billroth, dit-il, dans une relation sur les ambulances de Wissembourg, dit à propos de l'extraction des esquilles osseuses dans les plaies par armes à feu : « l'influence nuisible exercée par les esquilles et les arêtes osseuses sur les parties ambiantes est purement mécanique. Il faut en effet, prendre en considération le fait suivant, à savoir que tous les tissus mous sont animés de battements réguliers, dûs aux pulsations des artères. On a quelquefois l'occasion d'observer ces battements au cerveau ; cependant on les constate également sur tous les autres tissus mous, comme l'ont démontré les expériences in-

génieuses de mon ancien assistant Ris, et les recherches de
A. Fick ».

Nous avons donné presque *in extenso* la partie technique
et expérimentale du travail de Fick, mais nous n'avons pas
été plus heureux que M. Bœckel en ce qui concerne les recherches de Ris : malgré tous nos soins, il nous a été impossible d'en trouver un indice dans les nombreuses biblio-
graphies allemandes que nous avons parcourues.

C'est donc une justice à rendre à M. Bœckel que de
considérer comme originales les expériences qu'il a entreprises pour interpréter les mouvements du liquide dans
certaines plaies osseuses, communiquant avec le canal médullaire des os longs. Sans entrer ici dans les détails qu'on
trouvera dans sa thèse déjà citée (Strasbourg, 1872), nous
rappellerons seulement qu'il a trépané certains os longs
sur des chiens, et qu'en adaptant un tube à l'orifice de la
trépanation, il a vu le liquide versé dans ce tube et communiquant avec la cavité médullaire, animé de battements
isochrones avec ceux du pouls artériel. Il attribue ces battements aux pulsations de l'artère médullaire et de ses
branches , pulsations transmises au tissu vasculaire et
comme diffluent qui constitue la moelle osseuse.

A l'appui de cette explication il cite quelques expériences
qu'il a faites en introduisant son doigt dans la tubulure d'un
flacon rempli d'eau et placé de telle façon que le liquide
put monter et descendre dans une autre tubulure : on sait
que dans ces conditions on obtient des battements qui résultent des expansions systoliques des vaisseaux du tissu immergé. Peut être M. Bœckel attribue-t-il trop d'importance
aux battements des collatérales des doigts comme aux battements de l'artère médullaire dans les cas de plaies obscu-
res : nous savons qu'il faut surtout compter avec les chan-

gements de volume du tissu tout entier. Mais à part ce détail, il est évident que l'auteur a bien saisi le mécanisme des phénomènes qu'il décrit.

A propos des mouvements rhythmés qu'on observe au niveau des épiphyses des os longs quand le tissu osseux a pour ainsi dire éclaté sous la pression excentrique d'une tumeur développée à son intérieur, nous relaterons ici une observation déjà ancienne empruntée aux leçons cliniques de Dupuytren.

OBSERVATION XI. (*Dupuytren*). Geneviève Lamiral, âgée de 33 ans, entrée à l'Hôtel-Dieu, le 5 juillet 1825, pour une tumeur du dos du pied, située au niveau du second orteil... Elle offrait des pulsations comme en présente une tumeur anévrysmale, et l'artère pédieuse déplacée et portée en dedans, laissait distinguer des battements distincts de ceux de la tumeur... Dupuytren crut que c'était un anévrysme ; d'autres crurent que c'était une tumeur fongueuse, et Breschet pensa que la tumeur était vasculaire et que son siége principal était dans le tissu osseux...

... On pratiqua l'amputation de Chopart... L'examen de la pièce anatomique révéla un ramollissement de la substance spongieuse des os cunéiformes... L'artère pédieuse ne présentait aucune altération capable d'expliquer les battements de la tumeur. On constata seulement que plusieurs petites branches artérielles pénétraient le tissu des os malades, lesquels contenaient également beaucoup de veines.

OBSERVATION XII. Dans un autre cas, recueilli à la Clinique de Dupuytren (*Répertoire d'anatomie*, 1826, t. II, page 280), il s'agit d'un nommé Clément Renard, chez lequel une tumeur se développa spontanément à la partie supérieure et interne du tibia un peu au-dessous de l'articulation du genou. Un an après son début, elle offrait dans presque tous les points des battements isochrones à ceux du cœur, qui cessèrent lorsqu'on comprima la crurale.

(2) Dupuytren. *Répertoire d'anatomie*, 1827, t. II, 280.

Dupuytren, après avoir interrogé le malade, pensa que cette tumeur était formée par des capillaires artériels dilatés et peut-être aussi par un commencement d'altération des parties molles et des os. Quant aux battements, on les attribua à la formation de vaisseaux très développés et à l'ébranlement qu'ils impriment à la masse de la tumeur. Le membre fut amputé et on trouva l'extrémité supérieure du tibia énormément développée et comme soufflée. Elle était divisée en loges contenant une matière semblable à de la gélatine ; les parois de la cavité étaient tapissées d'un réseau vasculaire très développé.

OBSERVATION XIII. (*Richet*) (1). Un homme de 22 ans, marbrier, entre le 3 mars 1845, dans le service de M. Nélaton.

Cet homme présente au niveau du condyle interne du fémur une tumeur dont il fait remonter l'apparition à trois mois. Elle offre un diamètre de 8 centimètres et fait une saillie de 1 centimètre 1/2. La surface est lisse, elle est agitée de battements isochrones au pouls, disparaissant par la compression de la fémorale. Elle est fluctuente, un peu molle, dépressible et en partie réductible. On sent alors une excavation creusée dans le tissu spongieux du fémur; pas de crépitation, point de bruit de souffle.

M. Roux diagnostique une tumeur fongueuse, sanguine ou un anévrysme du condyle interne du fémur. M. Nélaton reconnaît également un anévrysme du condyle interne.

Ligature de la fémorale le 10 mars; suppression des battements dans la tumeur, qui devient plus molle, plus réductible. Les battements reparaissent le 15 mars, et se prononcent de plus en plus.

OBSERVATION XIV. Il s'agit d'un homme de soixante-trois ans, atteint d'une tumeur peu considérable, située au-dessous et sur le côté de la rotule, et que Waston crut être un anévrysme de la poplitée. Elle présentait, en effet, une pulsation forte et isochrone au pouls... Pearson plaça le siége de l'anévrysme dans la tibiale antérieure. On amputa le malade, et il succomba cinq semaines après l'opération.

L'examen de la pièce anatomique montra tous les vaisseaux

(1) Richet. *Archives générales de médecine*, 1866, 6ᵉ série, t. IV.

sanguins dans l'état naturel. Le siège du mal était le tibia lui-même, dont la partie supérieure était détruite et formait une cavité pouvant contenir une demi-pinte de liquide.

Les faces antérieure et postérieure du tibia n'existaient plus, et étaient remplacées par un sang ressemblant au périoste épaissi extérieurement.

Les deux parties latérales du tibia existaient encore, mais la table interne de l'os était transparente à force d'être mince.

Quand on considère, ajoute l'auteur, que la partie postérieure de la tumeur reposait sur les vaisseaux sanguins du creux du jarret, et qu'il n'y avait d'os ni là ni à la partie antérieure du tibia, il est facile de se rendre compte des pulsations observées pendant la vie. Depuis on reconnut que plusieurs artères s'ouvraient dans le sac.

Bœckel a fait plusieurs expériences sur l'épiphyse supérieure du fémur chez le chien. En trépanant le grand trochanter, il a vu le sang monter par saccades dans le tube de verre fixé dans le tissu spongieux et s'écouler ensuite au dehors. Il est évident en effet que les aréoles du tissu spongieux doivent être comparées à ce point de vue au canal médullaire lui-même, et que le liquide contenu dans les cavités doit totaliser, quand on le fait communiquer avec l'extérieur par un orifice étroit, les petits mouvements qui se produisent dans le liquide que contiennent les cavités osseuses. Nous avons appris que M. Terrillon avait fait quelques recherches du même genre à l'amphithéâtre des hôpitaux, mais il n'a pu nous fournir d'indications précises sur les résultats, ses recherches n'ayant pas été poursuivies. M. Franck a aussi répété les mêmes expériences et, comme M. Bœckel, il a vu les mouvements du liquide dans le tube fixé à la diaphyse ou à l'épiphyse des os longs, il les a même enregistrés : quand on faisait la compression de l'iliaque chez les chiens dont on avait trépané le grand trochanter, les mouvements se suspendaient (1).

Nous rappellerons ici l'observation communiquée à la société de Chirurgie par M. Legouest et dans laquelle ce chirurgien mentionne les mouvements du liquide au niveau de l'orifice d'un trajet fistuleux qui communiquait avec la cavité du sinus maxillaire : comme il le dit, « les battements s'expliquent facilement par la grande vascularité de la tumeur et de la muqueuse qui tapissait le kyste. »

Tous les phénomènes sont de même ordre : ce sont toujours les changements de volumes d'un tissu vasculaire en rapport avec les afflux sanguins artériels. Nous allons les retrouver dans une série d'observations relatives aux perforations de la membrane du tympan.

Dans la plupart de ces cas, il s'agit d'otites moyennes avec fongosités très vasculaires dans la caisse : c'est, croyons-nous, M. Triquet dans ses divers travaux (2), qui a surtout insisté sur l'importance des battements du liquide dans le conduit auditif externe au point de vue du diagnostic de la perforation de la membrane du tympan. Il arrive en effet quelquefois que l'examen direct ne permet pas de se prononcer sur ce point ; souvent aussi la trompe d'Eustache étant oblitérée ou des fongosités de la caisse interceptant la communication tympanique de la trompe, il est impossible d'obtenir le passage de l'air du pharynx dans l'oreille, par le procédé de Valsalva ou par l'insufflation avec la sonde : dans ces conditions on peut considérer comme d'une grande importance diagnostique l'existence de batte-

(1) Pour le diagnostic des anévrysmes des os, voy. Nélaton, *Pathol. chirurgicale*, t. II, p. 41.
(2) Triquet. *Traité pratique des maladies de l'oreille*. Paris, 1863. *Leçons cliniques*. Paris, 1863 et 1866.

ments rhythmés avec le pouls dans le liquide accumulé ou introduit dans le conduit auditif externe. Follin avait rappelé ce signe des perforations de la membrane du tympan dans la discussion soulevée à la société de Chirurgie par la communication de M. Broca (juillet 1862) ; il avait dit « *Les fongosités sont souvent le siège de battements bien évidents. Ainsi, dans un travail publié par M. Triquet, il est question de fongosités de la membrane de la chambre moyenne de l'oreille qui étaient recouvertes de croûtes et que l'on voyait battre comme le pouls.* »

Plus tard, dans le *Traité de pathologie externe* de Follin, continué par M. Simon Duplay, cette question de diagnostic est de nouveau soulevée ; M. S. Duplay est même très affirmatif au sujet de sa valeur diagnostique :

« *Dans d'autres cas, dit-il, le liquide qui remplit le fond du conduit est agité de mouvements pulsatils, et les pulsations isochrones aux battements du cœur s'observent encore alors même que la caisse n'est pas remplie de pus ; elles sont surtout bien visibles lorsqu'il existe une petite gouttelette de liquide entre les lèvres de l'ouverture. Quoi qu'on ait prétendu avoir constaté des pulsations sur la membrane du tympan non perforée, ce phénomène peut être considéré comme pathognomonique d'une perforation* (1). »

Mais dans certaines circonstances, ces battements peuvent exister sans qu'il soit possible de les percevoir avec netteté. Si, par exemple, le malade étant couché sur le côté, l'orifice du conduit auditif externe se trouve dès lors sur un plan horizontal, on verse de l'eau dans l'oreille, la surface du liquide trop étalée ne manifestera pas de pulsa-

(1) Follin et Simon Duplay. *Traité élémentaire de pathologie externe*, t. IV, p. 144.

tions bien évidentes ; les petits déplacements qu'on y observera pourraient être attribués à des mouvements de la tête, à des contractions musculaires, etc. *Il faut, dans ces cas, appliquer le principe général de la méthode d'exploration des changements de volume, totaliser ces mouvements dans un tube étroit.* C'est ce qu'ont fait les chirurgiens de Strasbourg en bouchant l'orifice externe du conduit auditif, et en y introduisant l'extrémité d'un petit manomètre en U rempli d'eau. On voit alors dans la branche libre du manomètre, les oscillations amplifiées qui étaient restées douteuses quand on examinait la surface trop étendue du liquide, au niveau même de l'orifice du conduit auditif externe.

A l'appui de ce qui précède, tant au point de vue du diagnostic de la perforation de la membrane du tympan, qu'au point de vue de l'application du procédé que nous venons d'indiquer, nous allons citer quelques observations résumées empruntées au travail de M. Bœckel.

Observation XV. (Hôp. de Strasbourg. *Bœckel.*) Jules Antoine, âgé de 58 ans, entré le 26 avril 1872, à la salle n° 21 (n° 14,) pour un scorbut.

Le 26 *mai*, il s'aperçoit pour la première fois que son oreille droite laisse suinter, en assez notable quantité, un liquide séreux et jaunâtre qui ne tarit pas le lendemain. Le surlendemain il s'adresse à nous.

L'examen de l'oreille pratiqué immédiatement révèle une perforation de la membrane du tympan grande comme une tête d'épingle, et siégeant en avant du manche du marteau. Entre les lèvres de la perforation nous voyons une gouttelette de pus, qui est animée de pulsations isochrones au pouls.

Le procédé de Valsalva, que nous faisons exécuter au malade pendant qu'il a le spéculum dans l'oreille, fait entendre et voir un gargouillement des plus manifestes, preuve que la trompe d'Eustache n'est pas complétement oblitérée.

Pour rendre les battements plus apparents, nous retirons le spéculum de l'oreille de notre malade ; puis lui faisant fortement incliner la tête du côté gauche, nous injectons dans l'oreille malade, une petite quantité d'eau tiède. Nous bouchons ensuite le conduit auditif externe au moyen d'un bouchon en caoutchouc percé et traversé par un tube en verre ; une certaine quantité de l'eau injectée s'écoule au moment de l'introduction du bouchon. Nous injectons à travers le tube une nouvelle quantité d'eau, et nous nous arrêtons lorsque l'eau a atteint le milieu du tube. Nous ordonnons l'immobilité absolue au sujet, et nous ne tardons pas à apercevoir le liquide qui remplit le tube, être animé de battements isochrones au pouls.

Tous les assistants constatent ainsi les battements de la façon la plus aisée.

Nous répétons la même expérience sur l'oreille gauche, mais sans succès, c'est-à-dire que nous ne voyons pas de battements.

Observation XVI. Albert Christentin, âgé de 22 ans, journalier, entré le 18 mars 1872, au n° 29, de la salle 21 (service de M. le professeur Schützenberger).

On constate une perforation de la membrane du tympan des deux côtés.

En bouchant successivement les deux oreilles du sujet avec le manomètre, et opérant comme dans l'observation précédente, on ne tarde pas à voir des deux côtés dans ce tube des battements isochrones au pouls du malade.

Observation XVII. Sylvestre Adloff, âgé de 60 ans, journalier, entre au mois d'avril 1872, à la salle 21.

Il est affecté du côté droit d'une perforation du tympan, grosse comme la tête d'une épingle, et datant d'un mois. Ecoulement peu abondant. Le procédé de Valsalva réussit très bien. Battements peu apparents au niveau de la perforation à l'œil nu. Nous fixons le manomètre qui nous a servi précédemment, dans l'oreille du malade, et après avoir injecté de l'eau dans ce tube jusqu'à moitié, nous y constatons des battements beaucoup plus manifestes qu'avant l'expérience.

Répétant les mêmes manœuvres à gauche, nous ne constatons rien de semblable. L'examen au spéculum ne nous révèle d'ailleurs pas la moindre perforation.

OBSERVATION XVIII. Le nommé H. K.,'âgé de 24 ans, éprouve à la suite d'un refroidissement une vive douleur dans l'oreille gauche ; cinq jours après le début, il s'aperçoit qu'il entend beaucoup moins bien de cette oreille, et qu'un liquide séro-purulent s'en écoule.

L'examen de l'oreille révèle en arrière du manche du marteau une perforation grande comme deux têtes d'épingle. Battements évidents au niveau de la perforation. Trompe d'Eutache perméable, comme on peut s'en assurer en pratiquant le procédé de Valsalva.

Nous fixons le bouchon en caoutchouc dans le conduit auditif externe, et procédant comme dans les expériences précédentes, nous rendons les battements plus apparents par ce moyen.

L'oreille du côté opposé est parfaitement saine et ne présente pas de battements.

OBSERVATION XIX. Michel Ritter, âgé de 44 ans, maçon, entré au mois de mai dernier, à la salle 24, pour une bronchite suspecte.

Vers le 23 *du mois*, il ressent dans la nuit une vive douleur dans l'oreille droite, et le matin, il s'aperçoit qu'elle coule.

A l'examen de l'oreille, on trouve une perforation du tympan, grosse comme une tête d'épingle, et située en arrière du manche du marteau.

L'air passe par la perforation, lorsqu'on lui fait exécuter le procédé de Valsalva, et l'eau qu'on lui injecte dans l'oreille reflue en partie par le nez ; la trompe est donc encore perméable.

On n'aperçoit que vaguement les battements au niveau de la perforation.

Le manomètre adopté à l'oreille est rempli à moitié d'eau ; ils apparaissent aussitôt plus distinctement.

L'oreille gauche qui est trouvée saine à l'examen par le spéculum, ne présente rien de semblable.

Les observations qui précèdent ne laissent aucun doute sur la valeur diagnostique des battements du liquide dans le conduit auditif externe, pour affirmer l'existence d'une perforation de la membrane du tympan. Mais ce signe ne

suffit évidemment pas pour préciser la nature de l'affection.
Il est clair, en effet, que si la caisse est remplie de fongosités, les battements du liquide se produiront dans le tube
totalisateur et même présenteront une amplitude assez considérable ; mais un polype vasculaire du genre de ceux qui
ont été décrits par Buck (de New-York) (1), et qui présentent
l'aspect caverneux, donnera aussi bien que les fongosités
simples des battements rhythmés avec le pouls ; nous allons
plus loin, et nous croyons qu'il suffit que la cavité tympanique soit mise en rapport avec l'extérieur par une perforation
assez large de la membrane du tympan, pour que du liquide
versé dans l'oreille et communiquant avec un manomètre
de petit calibre, donne des oscillations très appréciables.

Cette opinion repose sur une expérience de M. François-
Franck, faite sur le chien, il y a quelques jours seulement.
Il abat l'oreille de l'animal et fait la perforation de la
membrane du tympan, avec une sorte d'uréthrotome. Le
chien étant immobilisé par la morphine et le chloroforme,
on verse dans le conduit auditif de l'eau, additionnée d'un
peu de fuchsine dissoute dans l'alcool ; la courte branche d'un
manomètre en U de tout petit calibre, est mise en communication avec le liquide du conduit auditif à travers un petit
bouchon de liège. On voit aussitôt le niveau du liquide coloré osciller dans la longue branche du manomètre. Il est
évident que dans ces conditions, les battements du liquide
ne sont pas dûs à une autre cause qu'aux expansions normales des vaisseaux de la muqueuse tympanique ; si ces
mouvements sont très faibles, cela tient à ce que les amplia-
tions systoliques des vaisseaux sont aussi très restreintes,
mais l'expérience montre qu'il n'est pas nécessaire que

(1) Buck (de New-York). *Archives of ophthalmologie and otologie*, t. II,
numéro 1.

l'oreille moyenne contienne un tissu vasculaire anormale-
ment développé (fongosités, polypes muqueux), pour que
les battements se produisent. Tout ce qu'on peut affirmer
c'est que, par le procédé du manomètre, mis en rapport
avec le conduit auditif externe et rempli d'eau, il est possible de s'assurer d'une perforation de la membrane du
tympan. Si cette perforation existe, le liquide entrera en
mouvement. Mais cette exploration ne nous fournit que des
renseignements très vagues sur la nature de la maladie de
l'oreille moyenne. Cependant on doit croire qu'on a affaire
à une masse de tissu vasculaire assez considérable, si les
oscillations du liquide dans la branche libre du manomètre,
présentent une amplitude notable.

Nous pourrions répéter ce qui vient d'être dit à propos de
la caisse tympanique, si nous examinions les perforations
du sinus frontal. On se trouve ici dans les mêmes conditions : une cavité osseuse, tapissée d'une membrane vasculaire et remplie de liquide. Quand une lésion traumatique
accidentelle ou chirurgicale a été suivie de l'ouverture du
sinus frontal, le sang qui s'accumule dans la cavité, ou le
liquide qu'on y verse, est animé de battements isochrones
à ceux du pouls. On comprend que, dans ces conditions,
le chirurgien puisse hésiter, et se croire en présence d'une
communication avec la cavité crânienne. Les mouvements
du liquide, produits par les expansions des vaisseaux de la
muqueuse du sinus frontal pourraient, en effet, résulter
aussi bien des expansions des vaisseaux cérébraux. Quoique
nous ne puissions entrer ici dans des considérations détail-
lées, notre travail ne comportant pas l'étude des mouvements du cerveau, nous ferons cependant une simple
remarque au point de vue du diagnostic.

Si les mouvements du liquide sont dus seulement aux

expansions totalisées des vaisseaux de la muqueuse qui tapisse le sinus frontal, non-seulement ils présenteront une amplitude beaucoup moins considérable que s'ils étaient dus aux expansions rhythmiques du cerveau, mais ils doivent disparaître dans les conditions suivantes : le sinus étant bien épongé, bourré par exemple de tampons d'amadou, quand on examinera l'orifice, on ne percevra plus de mouvements, parce qu'il n'y aura plus de liquide. Si, au contraire, il s'agissait de mouvements d'origine cérébrale, le liquide céphalo-rachidien continuerait à affluer dans le sinus et les mouvements se maintiendraient. On pourrait, du reste, facilement reconnaître la nature du liquide par la simple analyse qualitative, avec quelques gouttes de liqueur de Fœhling ou de Barreswill, car, comme on sait, le liquide céphalo-rachidien contient une notable proportion de sucre.

Mais il est un autre moyen de diagnostic qui nous paraît plus simple encore : « Si les battements du liquide résultent seulement des expansions vasculaires de la muqueuse du sinus frontal, on la fera cesser en comprimant les carotides; si, au contraire, ces battements proviennent du cerveau lui-même, la compression carotidienne ne les supprimera pas, le sang continuant à arriver au cerveau par les vertébrales. On a en effet remarqué, dans les expériences sur les animaux, que la compression ou la ligature des carotides ne faisait qu'atténuer pendant un certain temps, l'amplitude des mouvements du cerveau, la circulation artérielle continuant par les vertébrales et prenant peu à peu une importance plus considérable à cause de la ligature des carotides. » (*Note communiquée par M. Franck.*)

Nous ne voulons pas quitter ce sujet des applications chirurgicales de notre étude sur les expansions et resserrements des tissus vasculaires, sans insister sur le diagnostic des tumeurs épicrâniennes ou intra-osseuses et des tumeurs intra-crâniennes qui font saillie à l'extérieur. Les unes et les autres sont animées de battements isochrones à ceux du pouls. Il s'agit pour le chirurgien de les distinguer avec une certitude suffisante pour justifier son intervention ou son abstention. Nous trouvons les éléments de ce diagnostic différentiel dans une observation qu'a bien voulu nous communiquer M. le professeur Broca. Aussi croyons-nous préférable à toute discussion théorique le simple exposé des faits.

OBSERVATION XX. (*Broca*). — Le 9 avril 1877, M. le professeur Broca enlevait à un enfant, âgé de 18 mois, demeurant avenue Saint-Ouen n° 7, à Batignolles, une tumeur qui occupait une large surface de la région temporale gauche.

Cette tumeur avait 9 mois d'existence, et les parents qui avaient assisté à son début, disaient qu'au commencement, en juillet 1876, elle avait la grosseur d'une noisette, qu'elle paraissait assez profonde, mais distincte de l'os et mobile sur lui. Elle s'était accrue assez lentement pendant les premiers mois. A la fin de 1876 elle avait seulement doublé de volume, mais à partir de janvier 1877, elle avait fait des progrès rapides, en largeur plus qu'en épaisseur et avait paru en même temps devenir adhérente à l'os. Le 1er avril, lorsque M. Broca vit l'enfant pour la première fois, elle avait une forme très régulière, représentant à peu près le tiers d'une sphère ; sa base diffuse et arrondie, avait environ 6 centimètres de diamètre dans toutes les directions. Elle présentait partout la dureté de l'os. Les signes ordinaires de la compression cérébrale faisaient entièrement défaut. L'enfant, un peu fantasque, était intelligent, mais ne parlait pas. Ce fait aurait pu avoir quelque signification à un âge plus avancé, mais on sait que certains enfants, d'ailleurs intelligents, ne parlent pas encore à l'âge de 18 mois.

Il s'agissait de savoir avant tout, si la tumeur s'était réellement développée en dehors du crâne comme le croyaient les parents de l'enfant. La mobilité qu'ils avaient constatée dans l'origine, et qui avait été reconnue également par les médecins, n'était plus évidente, disaient-ils, depuis plusieurs mois.

M. Broca ne put la reconnaître. En saisissant la tumeur, et en lui transmettant des pressions en divers sens, on éprouvait bien une obscure sensation de mobilité, mais le déplacement du muscle temporal qui recouvrait évidemment la tumeur, pouvait très bien produire cette sensation. Le chirurgien admit donc, comme possible et jusqu'à un certain point probable, qu'il s'agissait d'une tumeur ostéoïde du périoste, tout en reconnaissant qu'elle pouvait être née dans l'épaisseur de l'os, ou provenir même de la dure-mère. Cédant aux instances de la famille, il se décida à entreprendre l'opération, en ajoutant toutefois que, si, l'incision faite, il reconnaissait que la tumeur venait de la cavité du crâne, il refermerait la plaie sans enlever la tumeur. Il se munit des instruments de résection pour le cas où l'ablation de la table externe du crâne deviendrait nécessaire.

L'opération fut faite le 9 avril 1877. Une incision à peu près horizontale, légèrement curviligne, longue de 6 centimètres, fut faite au-dessus de l'oreille gauche, sur la partie moyenne de la tumeur; elle pénétra à travers le muscle temporal jusqu'au péricrâne qui était épaissi, peu adhérent, mais qui était évidemment étranger à la tumeur. Celle-ci fut mise à nu dans une largeur de 3 centimètres et dans toute la longueur de l'incision. Elle était formée par la table externe de l'écaille temporale, régulièrement soulevée, partout continue à elle-même, rougeâtre, très poreuse et épaissie. Il était évident que cette paroi osseuse était soulevée par une production accidentelle, mais il s'agissait de savoir si celle-ci était située dans le diploé, ou si elle communiquait avec la cavité crânienne.

Pour résoudre cette question, d'où dépendait la détermination à prendre, M. Broca s'arma d'un petit perforateur et pratiqua dans la paroi osseuse une ouverture ronde, large de 3 à 4 millimètres. Il s'écoula un peu de sang qui fut épongé; on aperçut alors au fond du trajet cylindrique, creusé dans l'os, une substance gris jaunâtre, qui appartenait à la tumeur elle-même. En examinant attentivement, sous la lumière oblique, cette

petite partie de la surface de la tumeur, M. Broca y aperçut un
très léger battement, qui pouvait provenir, soit des battements
communiqués par le cerveau, soit des vaisseaux d'une cavité
creusée dans l'épaisseur de la paroi crânienne. Dans le premier
cas, les battements devaient devenir plus forts si l'on agran-
dissait l'ouverture, dans le second cas, ils devaient, au contraire,
devenir insensibles. L'ouverture fut élargie jusqu'à 6 millimètres; il n'y avait plus traces de battements; on pouvait en
conclure que la tumeur ne communiquait pas avec le crâne.
L'opération fut donc continuée.

Après avoir décollé le péricrâne en tous sens, jusqu'aux limites de la tumeur, M. Broca fit sauter, avec des cisailles, avec
la gange et le maillet, toute la table externe, et mit d'abord à
découvert une tumeur du volume d'une coque d'amande, qu'il
enleva avec la spatule-rugine. Le fond de la cavité était formé
par la table interne, refoulée vers le crâne, poreuse et très vasculaire, mais paraissant saine d'ailleurs.

Mais au delà des limites de cette tumeur principale, une di-
zaine d'autres tumeurs de même nature étaient dispersées dans
l'épaisseur de l'os. Les unes avaient le volume d'un haricot, les
autres seulement le volume d'un pois. En les enlevant successi-
ment les unes après les autres au moyen de la rugine, et en
faisant sauter avec la gorge les cloisons osseuses qui les sépa-
raient, le chirurgien vit qu'elles se prolongeaient surtout en bas
et en avant; après avoir enlevé la plus inférieure, il aperçut
une surface lisse, blanche, régulière, d'apparence cartilagi-
neuse, et il constata que c'était le condyle de la mâchoire inférieure.

Toutes les tumeurs, une fois enlevées, le fond de la cavité
intra-osseuse fut quelque peu régularisé à l'aide de la rugine.
La plaie fut réunie à l'exception de son tiers moyen où l'on
introduisit un drain : pansement à l'alcool.

Les jours suivants il survint une fièvre assez intense. L'enfant, très irritable, cria et s'agita beaucoup. Les accidents se
calmèrent au bout d'une semaine. La cicatrisation ne fut complète qu'à la fin du mois de mai.

L'opération avait été faite en présence de M. le docteur Mably,
avec l'aide de MM. Boudet, de Paris, Bouveret et Jalaguier,

internes à l'hôpital des cliniques. L'enfant fut présenté parfaitement guéri à la clinique de l'hôpital, au commencemet de juillet.

Il est digne de remarque que l'enfant a commencé à parler quelques semaines après l'opération, avant même que la plaie fut complétement cicatrisée. Il paraît assez probable que la table interne, refoulée vers l'intérieur du crâne, comprimait la troisième circonvolution frontale gauche et que cette circonvolution est devenue libre lorsque la table interne s'est redressée.

M. Broca a revu l'enfant, pour la dernière fois, le 23 juillet 1878. Il y a au-dessus de l'oreille gauche une grande cicatrice sans cheveux et adhérente; mais la région opérée ne présente aucune déformation appréciable.

Les mouvements de la mâchoire sont parfaitement libres et paraissent normaux.

L'enfant est très intelligent, mais très volontaire, et sujet à de grands accès de colère.

La tumeur occupait exclusivement l'os temporal. Quoique remontant bien au-dessus du siége ordinaire de la suture écailleuse, elle n'avait pas dépassé les limites de l'écaille temporale; celle-ci s'était accrue en hauteur par suite de la présence de la tumeur.

Description anatomique d'une tumeur de la portion écailleuse du temporal gauche, enlevée en ville, par M. Broca, chez un enfant de 18 mois, le 9 avril 1877.

Pour enlever la tumeur, M. Broca fut obligé d'employer la rugine; aussi nous fut-elle remise en nombreux fragments.

De ces derniers, les uns sont constitués par des portions osseuses fortement épaissies. Ce sont les plus nombreux.

Nous trouvons en outre, quelques masses arrondies, d'un volume variant entre celui d'un pois et celui d'une noisette. A la coupe, leur coloration est blanchâtre, leur consistance demi-molle, élastique, en un mot leur aspect se rapproche beaucoup de celui que l'on est convenu d'appeler *encéphaloïde*. Par la pression il ne s'en écoule aucun liquide particulier. Il faut dire que la tumeur ne nous fut remise que deux ou trois jours après son ablation, et que le séjour dans l'alcool l'avait déjà modifiée. Cependant, comme nous le verrons plus loin, d'après l'examen microscopique, nous pensons que la pression, à l'état frais, n'aurait pu en faire sourdre aucun suc caractéristique.

Le néoplasme paraît avoir eu pour point de départ le diploé. — La table externe qui était fortement soulevée, nous paraît saine sur tous les fragments que nous avons examinés. — La table interne, saine aussi, fut ruginée avec soin pendant l'opération.

Le râclage, sur les masses encéphaloïdes que nous avons déjà signalées, nous donne quelques éléments fusiformes et des faisceaux fibrillaires, ondulés, rappelant par leur aspect le tissu fibreux.

Les différentes portions de la tumeur furent ensuite placées dans des réactifs appropriés, afin de pouvoir plus tard y pratiquer des coupes.

1° *Description des portions de la tumeur disséminées dans le tissu osseux.* — La table externe, quoique très mince, n'est point perforée. Au-dessous d'elle, se trouve un tissu rougeâtre, de consistance élastique ; à l'œil nu on voit qu'il contient de nombreuses travées osseuses.

Pour qu'il fût possible de pratiquer des coupes sur ces fragments, il fallait les décalcifier. Aussi les avons-nous laissé séjourner pendant 3 mois dans l'acide picrique.

Les coupes une fois faites ont été colorées par le picro-carminate d'ammoniaque, montées dans la glycérine, et voici ce que nous avons pu observer.

A un faible grossissement (20 D.), nous voyons en certains points un véritable réseau constitué par des travées, fortement colorées en rose vif par le picro-carminate. Les mailles de ce réseau sont remplies d'une substance moins colorée, jaunâtre, d'aspect grenu à ce faible grossissement. En d'autres points, cette gangue jaunâtre devient plus abondante, et, au lieu de travées osseuses anastomosées entre elles, nous ne trouvons plus que quelques rares ilots présentant la même coloration rose vif.

« Nous pouvons le dire déjà, ces travées, ces ilots, fortement colorés, sont constitués par du tissu osseux, sain. Nous savons, en effet, que ce dernier se colore fortement par le carmin.

Du reste, en employant un plus fort grossissement, nous y voyons des corpuscules osseux parfaitement normaux. Ces portions osseuses paraissent plutôt écartées les unes des autres par le néoplasme, que corrodées et détruites. En effet, leurs bords sont nets, arrondis ou presque rectilignes, suivant les points, et non déchiquetés comme ils le seraient si la tumeur tendait à les *pénétrer*.

Quant à la substance qui remplit les cavités dilatées, agrandies du deploé, déjà à un grossissement de 80 D., il nous est possible de voir qu'elle est constituée par un tissu d'aspect fébrillaire, formé de faisceaux nombreux, entrecroisés en divers sens, au milieu duquel se montrent de nombreux noyaux, la plupart fusiformes.

Enfin, en employant un grossissement de 400 D., nous pouvons avoir les notions les plus précises sur les éléments qui constituent ce tissu morbide, remplissant les mailles dilatées du diploé.

En certains points nous trouvons de nombreux éléments fusiformes, groupés en séries, en véritables faisceaux. Ces éléments fusiformes sont très allongés, leur noyau l'est aussi. Déjà dans leur voisinage se voient des faisceaux fébrillaires, ne contenant plus autant de noyaux, et présentant tout à fait l'aspect du tissu fibreux ondulé.

Sur les masses molles, d'aspect encéphaloïde, que nous avons signalées plus haut, cet aspect fibreux s'accentue, s'exagère, et nous ne retrouvons plus sur nos coupes que quelques rares éléments fusiformes et des noyaux assez nombreux diminués au milieu des faisceaux fibreux ondulés.

Disons qu'en certains points nous trouvons des groupes de petites cellules arrondies, présentant tous les caractères des éléments *embryonnaires* ou *embryoplastiques*.

Nous croyons cependant qu'il s'agit là de faisceaux d'éléments fusiformes qui, au lieu d'être coupés suivant leur longueur, l'ont été perpendiculairement à leur axe.

En résumé, pour nous cette tumeur était au début un sarcome fasciculé (tumeur fibro-plastique).

Elle a pour point de départ la moelle du diploé.

Au lieu de rester à un état voisin du tissu embryonnaire, elle tend vers une organisation supérieure, le tissu fibreux, et si elle est encore un fibro-sarcome, elle serait probablement devenue plus tard un véritable fibrome.

CHAPITRE II

Applications médicales

Les variations rhythmiques de volume d'un organe ou d'un segment de membre ne sont autre chose, comme nous le savons, que les pulsations totalisées des vaisseaux.

C'est donc un véritable *sphygmographe volumétrique* que l'appareil dont se sont servis Fick, Buisson, Franck et que Mosso a repris après eux, en y apportant une légère modification, et en lui donnant un nom nouveau celui d'*Hydro-sphygmographe*. — Nous préférons de beaucoup la désignation de sphygmographe volumétrique, qui a été employée par Chelius et qui donne une idée bien plus exacte de la fonction de l'appareil.

A. — *Insuffisance aortique.*

Fick a eu l'idée d'appliquer le sien à l'étude des variations de la circulation périphérique, dans le cas de maladies du cœur.

Voici ce qu'il a dit (page 69 du compte rendu de son laboratoire) :

« Je suis occupé en ce moment d'examiner des personnes dont la circulation du sang est troublée, et je dois cette heureuse occasion à la bienveillante obligeance de mon ami et collègue Biermer. Aussitôt que j'aurai entre les mains des matériaux suffisants, je

ferai un ouvrage particulier sur ce sujet qui contribuera puissam-
ment à la physiologie. Mais je ne puis m'empêcher de donner ici
deux cas d'insuffisance aortique parce que leur comparaison avec

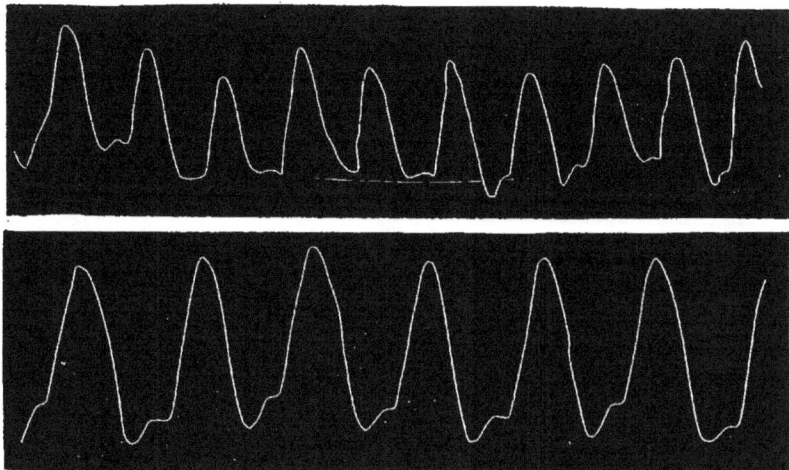

Fig. 12. — Courbes des expansions de la main dans un cas d'insuffisance aortique (Fick).

les courbes normales est instructive au plus haut point. Les courbes
supérieures et inférieures dans la fig. 12 proviennent d'un seul et
même homme atteint d'insuffisance aortique ; la fig. 13 vient d'un

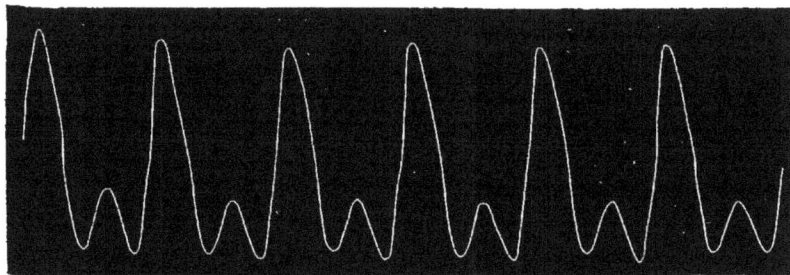

Fig. 13. — Courbes des expansions de la main dans un autre cas d'insuffisance aortique
(Fick).

autre homme atteint de la même maladie. Chacun peut voir dans
les deux cas la concordance caractéristique qui existe. Disons que
ce qu'on remarque de plus important sont les grandes oscillations
de volume, dans un cas un peu moins que dans l'autre. Puis ce
qu'il y a de caractéristique c'est que le premier minimum descend
presque autant que le second, quelquefois même il descend plus

bas. La hauteur absolue considérée de l'onde n'est pas autant je crois la conséquence de l'insuffisance des valvules liée avec l'hypertrophie du cœur que l'insuffisance même. On peut dire ici la même chose que Marey a dit de la courbe de pression dans l'insuffisance des valvules aortiques. La courbe du volume descend très bas, parce que le sang pendant la diastole du ventricule ne cherche pas seulement à se réfugier du côté des veines, mais aussi vers le ventricule du cœur. Marey a démontré expérimentalement sur le cheval que dans l'insuffisance des valvules aortiques la courbe de pression donnait des oscillations tellement extraordinaires; il montra dans l'insuffisance, des énormes oscillations et cependant il n'y avait pas d'hypertrophie du cœur. »

On voit que le professeur Fick se proposait de poursuivre cette étude, assurément importante, comme l'ont bien compris ceux qui ont écrit depuis sur cette question. C'est à lui que revient la priorité sur ce point. Debord, dans la thèse déjà citée, ne connaissant point le travail de Fick dans ses détails, proposait justement l'emploi de l'appareil de François-Franck, spécialement dans l'insuffisance aortique.

Cette application prendra un véritable intérêt quand elle sera combinée à la mesure des variations de la pression artérielle, à l'aide de la méthode de M. Marey. On y verra la preuve écrite, que les grandes variations du pouls artériel comme du pouls totalisé de la main, reconnaissent pour cause essentielle, l'abaissement de la pression moyenne dans l'insuffisance aortique. Ces recherches, actuellement poursuivies par M. le docteur Debove, dans le service de M. le professeur Germain Sée devant être prochainement publiées, nous nous contentons de l'indication sommaire qui précède.

B. — Mesure des expansions des anévrysmes.
(Méthode de François-Franck.)

« Quand un anévrysme siége sur le trajet d'un membre, on obtient en enfermant le membre dans un appareil à déplacement l'indication des changements de volume du tissu vasculaire tout entier, y compris celle des expansions surajoutées dues à l'anévrysme lui-même. Il est facile d'adapter à l'appareil ordinaire un tube latéral de large calibre ayant par exemple trois centimètres carrés de section et disposé de telle façon que le liquide, en s'élevant à son intérieur, ne produise pas une pression de quelque importance sur le membre enfermé dans l'appareil. Quand on a obtenu en centimètres cubes la valeur du gonflement du membre tout entier à chaque systole cardiaque, on répète l'expérience sur le membre opposé : cette fois on n'obtient que l'indication des variations de volume du tissu vasculaire normal, qui sont beaucoup moins considérables que celles du membre où siége l'anévrysme. La différence représente la valeur de l'expansion de la poche anévrysmale. Ce premier résultat étant obtenu, on voit que si l'anévrysme continue à progresser, dans les examens ultérieurs les changements de volume du membre malade prendront une importance plus grande encore, qu'au contraire, si les parois de la poche se doublent de couches adhérentes qui les renforcent, les expansions de la tumeur étant moindres, les gonflements du membre diminueront parallèlement. On pourra suivre ainsi la marche de l'affection et les résultats plus ou moins avantageux au traitement.

« Dans le cas d'anévrysme intra-thoracique faisant saillie à l'extérieur, on peut explorer facilement les changements de volume de la tumeur en appliquant à sa surface une sorte de cupule en verre dont les bords s'appliquent à son pourtour et qu'on remplit d'eau. Une mince membrane de baudruche forme à l'appareil un fond mobile qui empêche l'eau de s'écouler et qui est soulevée d'une certaine quantité à chaque expansion systolique : l'eau monte dans un tube gradué qui surmonte l'appareil, et, de même que dans le cas précédent on peut suivre l'évolution favorable ou défavorable de l'affection.

« Si l'anévrysme aortique ne forme pas à l'extérieur une saillie qu'on puisse circonscrire, il devient impossible d'en apprécier l'étendue et les mouvements d'expansion par des procédés directs. On peut à la rigueur tirer quelques indications des effets produits sur la circulation périphérique par la présence du diverticulum aortique et juger de son importance d'après le degré auquel le pouls est modifié, surtout peut-être d'après la valeur de l'exagération du retard du pouls. Mais il y a, je crois, un moyen indirect qui permet de dire si l'anévrysme intra-thoracique représente une poche plus ou moins étendue : c'est l'étude des influences plus ou moins accusées que les mouvements respiratoires exercent sur la circulation périphérique.

« Chez deux malades que j'ai examinés cette année, l'un dans le service de M. le docteur Ball, à l'hôpital Saint-Antoine, l'autre dans le service de M. le docteur Proust, à l'hôpital Lariboisière, j'ai remarqué que les influences normales de la respiration sur le pouls étaient considérablement exagérées. En appliquant à chacun d'eux mon appareil à changement de volume, j'ai vu que les expansions vasculaires de la main rhythmées avec le cœur étaient très atténuées, tandis que les grandes oscillations de volume en rapport avec les mouvements respiratoires étaient considérables. De ce fait, je crois pouvoir conclure, à l'importance de la poche anévrysmale située dans la poitrine; il est évident, en effet, que l'aspiration thoracique fait d'autant plus sentir son influence, que le réservoir aortique occupe lui-même un espace plus considérable. Aussi pendant l'inspiration une plus grande quantité de sang artériel est retenue dans le thorax et il en résulte une moindre projection dans les artères périphériques; inversement, pendant l'expiration, le réservoir aortique soumis à une pression qui s'exerce sur une large surface, se vide plus aisément dans les branches efférentes. Il en résulte des courbes respiratoires d'une grande amplitude dans le pouls artériel et par conséquent, pour les expansions vasculaires de chaque extrémité. Ces oscillations me semblent en rapport direct avec la capacité de l'anévrysme situé dans la poitrine. » (*Franck. Communication orale.*)

C. — *Diagnostic de la persistance du canal artériel par l'exploration du changement de volume des organes.*

« L'exagération de l'importance des influences respiratoires sur la circulation périphérique se retrouve encore dans le cas de persistance du canal artériel. J'ai eu l'occasion d'examiner récemment un enfant de quatre ans, d'une excellente santé, n'ayant ni cyanose, ni troubles respiratoires, et chez lequel on avait constaté accidentellement l'existence d'un souffle systolique très intense à la région dorsale; ce souffle avait son maximum en un point très circonscrit situé à gauche de la colonne vertébrale, à la hauteur de la quatrième apophyse épineuse dorsale. Le cœur était parfaitement sain; l'absence de troubles respiratoires physiques ou fonctionnels, le défaut de développement des ganglions cervicaux suffisaient à faire éliminer le diagnostic d'adénopthie trachéo-bronchique, il restait la possibilité d'une lésion congénitale des gros vaisseaux. Je pensais à la persistance du canal artériel, quand en examinant les tracés du pouls que je venais de recueillir pendant le sommeil de l'enfant, je fus frappé de l'importance considérable qu'avaient sur la ligne d'ensemble du tracé les influences respiratoires. Ce fait me confirma dans l'idée que l'enfant devait être atteint d'une communication persistante entre l'aorte et l'artère pulmonaire par le canal artériel. Théoriquement, en effet, il est facile de comprendre la cause de l'influence exagérée de la respiration sur le pouls comme sur les variations de volume des organes périphériques : supposons que tout mouvement respiratoire soit suspendu : le sang lancé dans l'aorte passe nécessairement en partie dans l'artère pulmonaire où la pression est beaucoup plus faible et où il trouve par conséquent peu de résistance ; mais si une inspiration survient, le cours du sang s'accélère, comme on sait, dans les vaisseaux pulmonaires et l'emprunt fait par cette circulation cardéo-pulmonaire à la circulation aortique augmente d'autant : par conséquent, pendant l'inspiration, la quantité de sang qui sort des artères intra-thoraciques pour se répandre à la périphérie est notablement diminuée, la pression artérielle s'abaisse pour cette raison beaucoup plus que normalement et le volume d'une extrémité diminue. Réciproquement, pendant l'expiration, les vaisseaux pulmonaires admettent moins de sang, l'aorte en conserve davantage et la circulation périphérique en bénéficie : on voit la pression tout à l'heure tombée très bas remonter rapidement très haut et le volume du tissu vasculaire augmenter. Dans le cas que j'ai en vue, ce phénomène si frappant de l'exagération des influences respiratoires sur la circulation périphérique me paraît de nature à fournir un élément de diagnostic positif, alors que pour admettre la persistance du canal artériel, on ne se fonde d'habitude que sur des signes négatifs. »

(*Franck. Communication orale.*)

D. — *Recherche de l'état de la circulation dans une extrémité, quand le pouls n'est pas perceptible.*

L'exploration des changements de volume de la main ou du pied pourra fournir d'utiles renseignements dans certains cas, où l'on voit une artérite ou une embolie produire des accidents d'anémie locale avec perte apparente du

pouls artériel, soit à la radiale, soit à la tibiale postérieure, soit à la pédieuse. Cet examen viendra compléter l'examen sphygmographique et 'pourra montrer
que contre toute apparence l'extrémité atrophiée, froide
et cyanosée reçoit encore une quantité de sang suffisante pour échapper au sphacèle.

Il serait également important, d'analyser ce moyen
d'étude, dans les cas de gangrène symétrique des extrémités, dans les cas d'asphyxie locale, etc.

E. — *Recherche des effets des substances médicamenteuses
sur les vaisseaux par l'exploration des changements de
volume.*

Un malade étant soumis au traitement par la digitale, par
exemple, il serait intéressant de suivre les effets du médi-
cament sur la circulation périphérique, de voir comment
se comportent les vaisseaux des extrémités sous l'influence
des médicaments.

Dans ce but on pourrait, d'une part, comparer les expansions rhythmées des vaisseaux de la main, avant et après
l'administration de la digitale, d'autre part, rechercher les
modifications qui surviennent dans la pression artérielle.
Cette double exploration est possible, comme nous le savons;
pour étudier les expansions vasculaires de la main et de
l'avant-bras, on emploierait l'un des sphygmographes volumétriques, que nous avons décrits dans la deuxième partie
de ce travail ; pour évaluer la pression artérielle, aux différentes périodes du traitement, l'appareil à contre-pression
de M. Marey, devra être appliqué.

Ces indications forcément sommaires, suffisent à montrer
que les méthodes d'exploration des changements de volume

peuvent et doivent devenir pratiques ; nous avons vu que les chirurgiens en avaient déjà tiré grand parti ; les applications médicales sont jusqu'ici moins étendues, mais nous croyons, en considérant l'empressement avec lequel ces procédés ont été accueillis dans plusieurs hôpitaux, qu'avant peu, les résultats seront assez nombreux et importants pour fournir bientôt les matériaux d'un travail complémentaire de celui-ci.

RÉSUMÉ ET CONCLUSIONS

Nous avons cherché à présenter dans ce travail un exposé général de la question des changements de volume des organes périphériques dans leurs rapports avec la circulation du sang.

Cette question, qui a été traitée avec détail au point de vue expérimental, par plusieurs auteurs, et notamment par Mosso et par François-Franck, n'avait pas été jusqu'ici envisagée aux différents points de vue où nous nous sommes placé.

1. Nous nous sommes appliqué à donner dans une première partie historique et critique des renseignements circonstanciés sur l'évolution du sujet. Dans ce but nous avons exposé par ordre chronologique les travaux tant français qu'étrangers qui ont été publiés depuis Poiseuille (1829), jusqu'à ces derniers mois ; nous avons procédé par citations, considérant cette manière de présenter les idées des auteurs comme beaucoup plus utile pour ceux qui veulent juger une question, sans adopter nécessairement l'opinion de celui qui en expose les phases successives ; à côté de cette simple citation des textes, on trouvera la partie critique qui a été traitée avec le plus grand soin.

2. La seconde partie est consacrée à la technique : les appareils sont décrits et figurés, les descriptions sont empruntées aux auteurs eux-mêmes ; le mode d'emploi des appareils accompagne leur description.

3. Nous avons donné les plus grands développements à l'exposé des résultats expérimentaux qui constitue notre

troisième partie : c'était en effet le point important de notre
tâche : les recherches exécutées par beaucoup d'auteurs
différents, disséminées dans de nombreuses publications,
perdues dans des comptes rendus de laboratoires étrangers
n'étaient certainement pas connues dans leur ensemble :
il y avait donc intérêt à les grouper méthodiquement, à les
rapprocher, à présenter dans leur ordre naturel les résultats
obtenus dans l'étude d'une même question. C'est ainsi
qu'on trouvera dans cette partie de notre thèse les effets des
influences mécaniques sur la circulation périphérique, des
influences respiratoires, des influences nerveuses, des
substances toxiques et médicamenteuses, les recherches
des variations de la pression artérielle chez l'homme, etc.

4. Étant donné le résultat des expériences, nous avons
cherché à présenter dans la quatrième partie les applications
chirurgicales et médicales déjà connues et à signaler celles
qui ressortaient de l'étude expérimentale. Ce côté pratique
de la question a été envisagé surtout au point de vue chirur-
gical. Ce sont les lésions osseuses mettant en communication avec l'extérieur la cavité médullaire des os longs, leurs
diaphyses, les sinus maxillaires ou frontaux, qui ont été
spécialement étudiées avec un certain nombre d'observations à l'appui. La plupart des points saillants de ce chapitre
ont été indiqués par M. le professeur Broca. Nous avons
insisté ensuite sur la valeur des pulsations du liquide versé
dans l'oreille, comme signe diagnostique des perforations
de la membrane du tympan, en mettant à profit les observations et les expériences.

La partie qui a trait aux applications médicales est moins
fournie de faits, mais tout aussi riche en promesses. On y
verra traités plusieurs points nouveaux relatifs à l'histoire
des anévrysmes, au diagnostic de la persistance du canal

10

artériel, à la recherche de la circulation après les embolies et les artérites périphériques, etc.

Ce travail ne peut être considéré que comme un essai sur la question. Ce que nous avons cherché surtout, c'est à mettre, sous les yeux des chirurgiens et des médecins, l'ensemble des travaux exécutés particulièrement dans ces dernières années et qui étaient épars dans un grand nombre de publications. Nous avons dû nous borner au rôle d'historien et de critique, croyant faire une œuvre utile en fournissant des matériaux à ceux que le côté expérimental du sujet pourrait tenter.

TABLE DES FIGURES

APPAREILS

TRACÉS

TABLE ANALYTIQUE DES MATIÈRES

sphygmographe de Mosso ; description de la figure 8, p. 54. — Méthode de Marey pour déterminer la valeur manométrique de la pression chez l'homme, p. 57

TROISIÈME PARTIE

QUATRIÈME PARTIE

APPLICATIONS PRATIQUES DES RECHERCHES SUR LES CHANGEMENTS DE VOLUME DES ORGANES, P. 107.

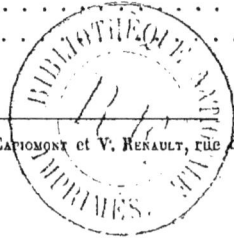

Paris. — Imp. E. Capiomont et V. Renault, rue des Poitevins, 6.

www.ingramcontent.com/pod-product-compliance
Lightning Source LLC
Chambersburg PA
CBHW071908200326
41519CB00016B/4534